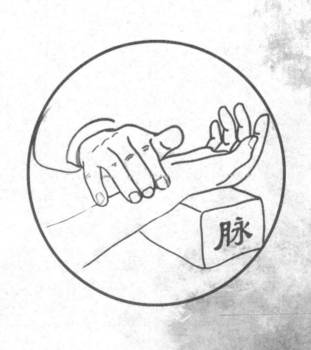

沈冯君

名老中医学术经验撷英

张开伟 ◎主 编

秧荣昆 沈 骏 费 冀 ◎副主编

贵州科技出版社

图书在版编目（CIP）数据

沈冯君名老中医学术经验撷英 / 张开伟主编. -- 贵阳：贵州科技出版社，2019.12（2025.1重印）
ISBN 978 - 7 - 5532 - 0794 - 0

Ⅰ. ①沈… Ⅱ. ①张… Ⅲ. ①中医临床 - 经验 - 中国 - 现代 Ⅳ. ①R249.7

中国版本图书馆 CIP 数据核字（2019）第 199798 号

出版发行　贵州科技出版社
地　　址　贵阳市中天会展城会展东路 A 座（邮政编码：550081）
网　　址　http://www.gzstph.com
出 版 人　熊兴平
经　　销　全国各地新华书店
印　　刷　北京兰星球彩色印刷有限公司
版　　次　2019 年 12 月第 1 版
印　　次　2025 年 1 月第 2 次
字　　数　170 千字
印　　张　9.25
开　　本　710 mm × 1000 mm　1/16
定　　价　55.00元

天猫旗舰店:http://gzkjcbs.tmall.com

C⊙NTENTS 目　录

第四章　临床医案荟萃 // 104

第一章 名医之路

一、简 介

沈冯君,男,中共党员,1942 年 6 月出生,江苏武进人,汉族。1966 年毕业于贵阳中医学院(现为贵州中医药大学)医疗系;1973 年 5—11 月,赴河南省洛阳正骨医院参加全国第五期骨伤科进修班进行学习;1974—1975 年参加北京积水潭医院举办的全国第十二期骨科进修班进行学习;1980 年 9 月—1981 年 4 月,赴北京积水潭医院进修显微外科;1984—1991 年任贵阳中医学院第一附属医院院长;1991—1992 年任贵阳中医学院副院长;1992—2003 年任贵阳中医学院院长;1992—2002 年任贵阳中医学院骨伤研究所所长;1993 年晋升为骨伤科教授;1994 年荣获"国务院特殊津贴专家"称号。2001 年 1 月 19 日,中国中医研究院(现为中国中医科学院)聘请沈老为兼职博士生导师;2003 年 12 月,沈老在贵阳中医学院退休,同月被香港大学聘用,在香港大学中医药学院任教至 2011 年;2007 年荣获"中国首届中医骨伤名师"称号;2010—2014 年任世界中医药学会联合会骨伤科专业委员会第二届理事会副会长。

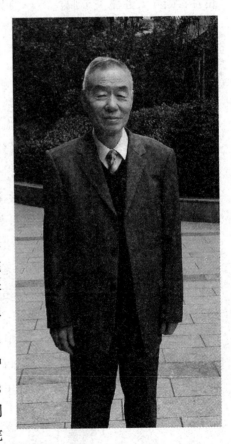

二、主编及参编的学术著作

沈老从事中医医疗、教学、科研工作几十年，主编及参编的学术专著及教材有《中西医结合骨伤科学》《骨与关节手术入路图解》等 16 部。发表的学术论文有《"九节茶"接骨丸对股骨干骨折的治疗作用》《222 例老人骨折原因分析》《评〈中国骨伤科学·骨关节痹痿病学〉》《伸缩式小腿固定牵引支架治疗胫腓骨开放感染骨折》《改进型髋臼成形术治疗小儿先天性髋关节脱位》《丹仙康骨胶囊抗炎镇痛作用实验研究》《丹仙康骨胶囊对培养成骨细胞影响的观察》《双髋蛙式位 X 线正位片诊断先天性髋关节脱位的一种测量方法》《痹和痿与相关骨疾病证的关系》等，共 60 余篇。

三、科研成果

沈老主持研究的治疗股骨头缺血性坏死的中药制剂"丹仙康骨胶囊"2006 年 7 月 28 日获国家食品药品监督管理局药物临床试验批件，批件号：2006L02703；沈老主持的"中草药促进骨折愈合的研究"在 1978 年获全国科学大会课题组集体奖；沈老为课题主持人的"改进型髋臼成形术治疗小儿先天性髋脱位"在 2001 年获贵州省政府科技成果三等奖；沈老为课题主持人的"活血补肾法对股骨头缺血性坏死修复过程中血管内皮生长因素基因表达的影响"在 2003 年获贵州省政府科技成果三等奖；"不同补肾方法对绝经后骨质疏松症的对比实验研究"在 2004 年获贵州省政府科技成果三等奖；"局部外固定和超关节石膏固定对实验性骨折愈合的影响"在 1984 年获贵州省医药卫生科技进步一等奖；沈老为课题主持人的"骨与关节手术入路图解"在 1996 年获贵州省医药卫生科技进步一等奖；沈老为课题主持人的"丹仙康骨胶囊临床前药效学研究"在 2000 年获贵州省医药卫生科技进步一等奖；"中药对骨折愈合的作用研究"在 1980 年获贵州省医药卫生科技进步二等奖。

第二章　主要学术思想

第一节　治伤当论气血，以气为主，以血为先

《黄帝内经》中论疾病发生之理，是基于阴阳而归结到气血的。《素问·调经论》曰："血气不和，百病乃变化而生。"沈老认为：伤科疾病，不论在脏腑、经络，或在皮肉、筋骨，都离不开气血。气血之于形体，无处不到。《素问·调经论》曰："人之所有者，血与气耳。"说明了气血的重要性。气属阳而血属阴，故气血是阴阳的物质基础。气血不和，即阴阳不平而有偏胜。因损伤而致的疾病，关乎气血阴阳之变。虽说内伤应注意经络，外伤当着重筋骨，但总不离气血，故伤科的理论基础主要是建立在"气血并重"之上，不能专主血或专主气而有所偏。隋代巢元方的《诸病源候论》曰："血之在身，随气而行，常无停积。"可知损伤而成之瘀血，是血行失度、不能随气而行之故。

沈老理伤的基本原则即是气血兼顾而不偏废。然而，形体抗拒外力，百节之所以能屈伸活动，气之充也；血的化液濡筋、成髓养骨，也是依靠气的作用，所以气血兼顾而宜"以气为主"。不过积瘀阻道，妨碍气行，又当祛瘀，则应"以血为先"。今以新伤来说：一般的内伤，有时发作较缓，受伤时或不觉得什么，过后乃发作，对此类病情，治法多"以气为主"而予以通气、利气；倘为严重一些的外伤，如骨折、伤筋、脱臼等，其病态立现，就需"以血为先"而予以祛瘀、化瘀。临床所见，病情变化多端，必须随机应变。总之，"以气为主"是常法，"以血为先"是变法。明代刘纯说："外受有形之物所伤，乃血肉筋骨受病……所以，损伤一证，专从血论。"（《玉机微义·卷四十三》）其实，这一观点并非刘纯首创。早在《黄帝内经》中就已指出"有所堕坠，恶血留内"等外伤，治从血论。其后的伤科著作言及内治几乎都说"损

伤证专从血论",有时会使人误以为此为治伤的唯一法则。检阅刘纯原文,"宜先逐瘀血,通经络,和血止痛,然后调气养血,补益胃气,无不效也",强调逐瘀后还要调气养血,并着重在补益胃气,这就不是"专从血论"了;他又说"大黄之药唯与有瘀血者相宜,其有亡血过多,元气胃气虚弱之人,不可服也",这也不是"专从血论";他甚至提出忠告:"有服下药过后,其脉愈见坚大,医者不察,又以为瘀血未尽而后下之,因而夭折人命,可不慎欤!"所以,应对刘纯所说的"损伤一证,专从血论"予以全面理解。明代薛己在《正体类要》中提出"此瘀血在内也,用加味承气汤下之"的同时,更强调要调益气血,如"青肿不溃,用补中益气汤以补气""若胸胁作痛,饮食少思,肝脾气伤也,用四君、芎、归"等,多处指出伤重更须"预补脾胃"。薛氏的依据是诊治百余例伤损患者,气血不虚者唯一人耳。《正体类要》中明确提出"肢体损于外,则气血伤于内"的观点。沈老通过丰富的临床实践经验,体会到薛氏之说诚为治伤之准绳。

肢体者,即皮、肉、筋、骨所组成。每遇外伤,则皮、肉、筋、骨首当其冲,肉眼易见,切(摸)之能辨气血者,知脏腑组织如发生病变或生理功能失常即可出现"气虚""气滞"和"血虚""血瘀"及"血热"的病理现象。这些病理现象在损伤性疾病中都会出现,"气滞"和"血瘀"更与伤科疾患直接有关。

"肢体损于外,则气血伤于内"有两种含义。

第一种是说如果受到外伤,皮、肉、筋、骨首当其冲,气血亦同时受到损害。任何外伤,除皮、肉、筋、骨有损伤外,必然会形成"血瘀"肿胀,从而阻滞筋脉引起疼痛。特别是脊柱受伤形成压缩性骨折的患者,其疼痛剧烈,转侧、起坐艰难,胸闷腹胀,便秘纳呆,是"气血伤于内"的征象。气运行于全身,应该疏通流畅,如人体某一部分或某一脏腑发生病变或受到外伤,都可使气的流通发生障碍,出现"气滞"的病理现象,而疼痛、胸闷、腹胀、便秘、纳呆均是"气滞"的表现。"血瘀"是指全身血流不畅,因血溢脉外局部有"离经"之血停滞,因而局部会出现肿胀、青紫、疼痛。在伤科疾病患者中气滞、血瘀多并见,不但内伤如此,即使外伤肢体,亦每伤及气血。一般说来,单纯气伤则仅见气滞疼痛,而血伤则成瘀,则肿胀、疼痛并见。《黄帝内经》曰:"气伤痛,形伤肿。""形伤肿"即指血伤造成肿胀,这是因为伤者多少兼有血瘀,而血伤瘀凝,必阻碍气机流通。伤科临床中,多气血两伤,肿痛并见,但有偏重伤气或伤血,以及先痛后肿或先肿后痛等不同情况。

第二种是说明在损伤的治疗中强调气血的辨证和治疗。气与血往往是不可分开的。有些外伤仅局限于小部分肢体,造成青紫、肿痛,似乎与气无关,这对于气血运动正常者来说,每能迅速恢复,而对体质素弱,特别是气虚者,虽轻微外伤,但肿痛等症状迟迟不易消失,治疗中每需加入理气之药方能奏效。在伤科临床上单纯用活血化瘀药或单纯用理气药的情况是少见的。有时虽有侧重,但两者均不可偏废。从中医学的角度来看,血和气沿着经脉一起流行,互相联系,互相制约,是矛盾的对立统一。"气为血之帅""血随气行""气行则血行""气滞则血凝",因此,治疗伤科疾患,不论内伤、外伤、内治、外治,都必须注意流通气血。

"肢体损于外,则气血伤于内"这句话指出了肢体损伤的治疗不外乎气血两方面。以骨折为例,清代陈士铎《辨证录》曰:"骨折的内治之法,必须活血去瘀为先,血不活则瘀不能去,瘀不去则骨不能接也。"说明治疗骨折应强调活血化瘀,而活血化瘀又离不开气的运行推动,特别是后期的用药,益气养血以收全功,更能说明问题。

因此,沈老认为:理伤宜气血兼顾,气血的关系则是以血为先,以气为主。气血理论是与损伤有关的基础理论的核心,也是指导治疗的关键。沈老正是在这一点上,继承前贤经验,提出了带有规律性的观点,发展了伤科理论。

第二节　筋骨并重,内合肝肾

伤科的疾病中很大一部分是伤筋动骨。中医所讲的筋,范围比较广。《黄帝内经》曰:"宗筋主束骨而利机关也。""机关"可以理解为关节,也就是说,与关节活动有关的就是筋,包括现在讲的关节囊、韧带、肌腱等。古代有"十二经筋",配合十二经脉,多起于四肢、爪甲之间,终于头面,内行胸腹空廓,但不入脏腑。《黄帝内经》曰:"诸筋者皆属于节。"故筋的主要功能是连属关节。人体的俯、仰、屈、伸等一切动作需筋来支持运动。骨是立身之主干。《黄帝内经》里说"骨为干",又说"骨者髓之府,不能久立,行则振掉,骨将惫矣"。所以骨的主要功用是支持人体,保护内脏免受外力损伤。

1.筋骨互用,内合肝肾

筋束骨、骨张筋,筋与骨关系密切,在治疗上要筋骨并重。如对骨折、脱位的治疗,一般都重视很好地复位,而治骨的同时要治筋就容易被忽略。伤科传统在骨折复位同时是要理筋的。中西医结合治疗骨折的手法中也有一条是推拿按摩、顺骨捋筋。早期的被动和主动的功能锻炼，也是治骨的同时治筋，这与疾病的痊愈、功能的恢复是很有关系的。中医学认为筋骨与肝肾两脏是密切相关的。《黄帝内经》讲的"肝者……其充在筋""肝主身之筋膜"说明了肝与筋的关系；也提到"肝藏血"，肝血充盈就能"淫气于筋"，使筋有充分的濡养，筋强才能"束骨而利机关"；《黄帝内经》中说"肾者……其充在骨""肾生骨髓……在体为骨"，又认为"肾藏精"，即精生骨髓，髓养骨，也就是说，骨的生长发育乃至损伤以后的修复，要依靠肾脏精气的滋养。从筋骨损伤的治疗来讲，也要注意肝肾两脏的情况。中医学亦认为，凡外伤疾病，从现象上看来是受外来暴力所造成的，而实际上，不健康的身体即便是受轻微之外力，亦能伤筋伤骨。年老体弱者，肝肾精血较衰，稍受外伤便易发生骨折，而且骨折后愈合较差，这就是肝肾不足引起的。青年人肝血肾精旺盛，也就不容易外伤筋骨，即使伤了也容易恢复。肝血肾精盛时，筋骨亦劲强有力，肝血肾精衰退时，筋骨也随之衰退。

2.筋出槽,骨错缝

清代吴谦等的《正骨心法要旨》非常重视外伤与内损、局部与整体的关系，认为必须"更察其所伤上下轻重浅深之异，经络气血多少之殊"。指出筋骨相连，骨折则筋损，骨折亦可内动于肾，致肾生髓不足，难以养骨，使骨折愈合缓慢。

"筋出槽"即筋失衡，是指筋的形态结构、空间位置或功能活动发生异常改变，表现为筋强、筋歪、筋断、筋走、筋粗、筋翻、筋弛、筋纵、筋卷、筋挛、筋转、筋离、筋长、筋缩等多种形式。沈老认为，其根本原因是筋骨失衡，但筋的异常在骨伤科疾病的发生、发展及治疗转归上有着更加重要的地位，因筋的失衡可导致骨的疾病出现。

"骨错缝"即骨失衡，是指关节位置发生异常。《正骨心法要旨》载其临床表现为"若脊筋陇起，骨缝必错，则成伛偻之形""用手细细摸其所伤之处，或骨断、骨碎、骨歪、骨整、骨软、骨硬"。指出筋出槽者，未必骨错缝，但骨错缝则必有筋出槽。筋的异常到一定程度逐渐引起骨的异常，即骨异常往往是筋异常发展到一定程度后继发的病理改变，且两者可相互影响，骨的异常亦可反过来加重筋的异常，病情就会进一步加重。

筋骨失衡是导致骨伤科疾病的重要病机，两者相互影响、相互为用。

第三节 细查筋骨损伤，按三期论治

对于筋骨损伤的诊断及治疗，沈老认为筋骨不可绝对分开，治疗应按受伤时间、病程等分为三个不同时期，分别进行辨证论治。

一、伤筋的诊治

伤筋的诊治可以分为三类。

1.不显著的伤筋

常因劳倦过度而形成。《素问·阴阳应象大论》所说的"地之湿气，感则害皮肉筋脉"的寒湿伤筋，外面虽无显著现象，但《庄子·齐物论》有言"民湿寝则腰疾偏死"。"偏死"的描写，似是说患处局部初起暂时失去正常的活动能力，久而不愈，以致恢复困难。外象无青紫、肿胀呈现，但觉酸痛麻木。

治疗：用敷料或膏药外治，汤剂、成药内服，并辅以按摩的手法和针灸治疗。

2.不甚显著的伤筋

往往在腕、肘、膝、踝等骱位，因蹩扭或支撑所致。无显著的青肿，但患处旋转失常。

治疗：主要用捺正筋位的手法，并辅以敷料或膏药外治，汤剂、成药内服，更可参用熏洗法，但治疗过程较慢，而且易成宿伤。

3.有显著外形的伤筋

由外来某种因素如强度支撑等造成的伤筋，有显著的青紫、肿胀，突出而又离位，部位多见于膝前或肘后。膝前伤筋，膝盖骨上有粗筋隆起，屈伸不利；肘后亦然。但必须注意这与骨折是绝对不同的。

治疗：先用捺正拔伸的手法将隆起的粗筋纳入筋位，使隆起部分平复如常，恢复屈伸活动；再用化瘀消肿药敷裹，内服汤剂、成药，并辅以按摩的手法。有时伤筋,骨虽不折,因屈筋影响,形成歪曲移动,则必须先用捺正的手法使它复位。如因骨折而带屈筋的,则理筋正骨两者并重。

伤筋是伤科临床极为常见的损伤,沈老指出:初受之际,当按揉筋络,理其所紊,施以必要的手法;另一方面,加以节制活动为要,做必要的固定,内服药物,外治则化瘀通络。手法与固定两项,目前临床上仍未予以充分的重视和认真的运用,仅以一硬纸药膏为治的并不少见。若能按沈老所述而做,发挥中医中药治疗伤筋的特长,疗效当能提高。俗语所谓"伤筋动骨,一百二十日",也是把伤筋与伤骨等同看待。所以,切不可以为伤筋而未及骨仅是损伤轻症,若治疗及调摄较为疏忽,会致使其证日久不愈,或遗患于后。

沈老说的"若耽延时日,则筋膜干而萎缩者",与《黄帝内经》中的类似提法有些不同。《素问·痿论》所谓"肝气热,则胆泄口苦筋膜干,筋膜干则筋急而挛,发为筋痿",涉及范围更广泛一些,当然也包括损伤以后治疗失时所致。在伤科范畴内,这一文字所指的多数是积劳所致的慢性劳损,常见于腰、背、臀部的慢性劳损,而沈老所说的是损伤失治致局部功能失用,如膝部伤筋以后,治疗及锻炼不当以致膝酸痛弱,筋络却牵掣强硬。至于创伤较深,皮破筋绝者,沈老早年用化瘀清热药内服,合祛腐生肌药外用;目前则多以现代医学方法扩创缝合,但在有些情况下采用中药治疗仍有独到的功效。

二、伤骨的诊治

1. 伤骨的诊断（摸法）

骨损:痛的重点不在肌肉而在骨骼,故用手摸靠骨面上有肿胀疼痛处,不是周围都痛,仅局限在受伤的部位。

骨折:类似骨损的情况,觉有不显著的动摇。

骨断:有"辘辘"及"淅淅"的声音。

不论骨损、骨折、骨断,都应在诊断明白后,用手法使伤骨部位平复。

2. 断骨的处理

在夹裹前,先纠正骨位,然后敷药夹裹,四肢长骨折断的夹裹必须双重,并内服汤剂、成药。根据唐代蔺道人的《仙授理伤续断秘方》,伤科夹裹的原则是大小要适合,软硬要适中,固定要牢靠。当然还要注意材料来源要因地制宜。

3. 近关节骨折的处理

敷药、服药如断骨的处理。夹裹除了髋关节骨折以外,其他部位的时间不宜太久,恐日后妨碍屈伸。

4. 破皮断骨的处理

敷药、服药如断骨的处理。还须先清洗创口,其次止血防化脓,最后再用手法复位夹裹。

开放性骨折,伤科称"破皮断骨"。《诸病源候论》提到,破碎的关节和折断的骨骼可以缝合,但是"须急及热,其血气未寒",外伤后立即缝合"应除碎骨尽,乃敷药,不尔,疮永不合","其疮内有破骨、断筋、伏血、腐肉、缺刃、竹刺,久而不出,令疮不愈……当破出之,疮则愈"。《仙授理伤续断秘方》治疗"皮破骨出",采用的方法是煎水洗,相度损处拔伸。如果"拔伸不入,撙捺相近,争一二分,用快刀割些捺入骨","用黑龙散贴疮之四周"。这些治疗原则清楚地表明中医学对开放性骨折早就有很科学的处理方法,还需我们更好地发掘。

三、内治治则

沈老把骨折分为早期、中期、后期三期,这是根据损伤后气血和筋骨的情况来划分的。同时,他还强调不能忽视骨折愈合后的治疗。

1. 骨折早期

早期:筋损骨折,气滞血瘀。治疗:一方面要接骨续筋、用手法固定等,一方面予活血化瘀、消肿止痛的内外用药,一般到青紫、肿胀基本消退,需 10～14 d。用内服药有三点要注意:一是四肢损伤,主要是血瘀,因此以活血化瘀为主,稍佐理气药物,躯干损伤则往往气血兼顾;二是瘀血容易化热,活血化瘀要偏于凉血活血,热象明显的还要加重清热药,但凉药不能太过,时间也不能太长;三是结合全身辨证,辨别虚与实而分别施以补或泻。

针对伤处青紫瘀斑、肿胀疼痛等,治当活血化瘀、消肿止痛。自拟消瘀止痛汤。

消瘀止痛汤:当归 9 g,川芎 9 g,赤芍 9 g,桃仁 9 g,红花 9 g,延胡索 9 g,姜黄

9 g,制乳香9 g,制没药9 g,甘草6 g,白芷6 g,佛手9 g。

主治:骨折初期伤处青紫瘀斑、肿胀疼痛。

辨证加减:因出血多,肢体肿胀甚,可加用三七粉3 g,用水吞服,每日1~2次;如大便秘结加用生大黄6 g,开水泡后饮用,大便通后停服。

用法:水煎服,每日2~3次,饭后服。

遣方用药体会:方中当归、川芎、赤芍、桃仁、红花活血化瘀,加延胡索、姜黄化瘀止痛。诸药合用共奏活血化瘀、消肿止痛之功。临证中观察到骨折患者用上药1周后消瘀、消肿、止痛效果较好,但一些患者出现胸脘闷胀、胃痛,可能是本方中当归、川芎、红花、姜黄、延胡索均为辛温药,造成胃部不适,故加佛手和胃理气,加用佛手后,患者出现的胸脘闷胀、胃痛、食欲不振等症状消失。甘草可调和诸药。

2. 骨折中期

由于患者卧床,活动受限,致使气血运行迟缓,脾胃运化功能减弱,而只有脾胃运化功能正常,后天水谷之精气充足,才能长骨生髓续筋。若单用接骨续筋之药,接骨续筋缺乏物质基础,故自拟益胃接骨汤。

益胃接骨汤:党参12 g,白术12 g,茯苓12 g,木香6 g(后下),砂仁3 g(后下),续断12 g,骨碎补9 g,土鳖虫9 g,炙甘草6 g。

主治:用于骨折中期,益气养胃,接骨续筋。

辨证加减:伤者大便秘结加用火麻仁12 g;恶心呕吐加竹茹12 g,法半夏12 g。

用法:水煎服,每日2~3次,饭后服。

遣方用药体会:本方用党参、茯苓、白术、炙甘草以益气健脾养胃,党参甘温益气,白术、茯苓健脾,炙甘草补中和胃,因炙甘草性甘,以免中满,故药量与党参、白术、茯苓比例减半使用;配以木香、砂仁消导理气,木香辛散温通,调中宣滞,消除气滞腹胀,砂仁辛温行气温中,醒脾和胃;续断、骨碎补性温,入肝经、肾经,行血脉,补肝肾,续筋骨;土鳖虫逐瘀续筋骨。

3. 骨折后期

(1)儿童及青少年骨折后期。

以补血接骨、理气和胃之药促进骨生长愈合,自拟补血接骨汤。

补血接骨汤:熟地、当归、川芎、赤芍、续断、骨碎补、陈皮、甘草。

主治:儿童及青少年骨折后期,已趋临床愈合,但还未达到骨性愈合。

辨证加减:若久卧腹胀加用大腹皮;胃纳不佳加用鸡内金、砂仁。

用法:水煎服,每日 2～3 次,饭后服。

遣方用药体会:儿童及青少年无须用淫羊藿、补骨脂等补肾作用很强的补益药,用补血、理气和胃之剂及以接骨续筋为主的续断、骨碎补组方以促进骨折生长足矣。

(2)中老年人骨折后期。

治宜补肾壮骨,自拟补血壮骨汤。

补血壮骨汤:淫羊藿 9 g,骨碎补 9 g,续断 12 g,补骨脂 9 g,当归 6 g,川芎 6 g,赤芍 9 g,熟地 12 g,陈皮 12 g。

主治:中老年人骨折后期,已趋临床愈合,但还未达到骨性愈合。

辨证加减:如骨折部位发生在腰部加杜仲,发生在下肢加牛膝,发生在上肢可加桂枝;如因久卧有腹胀加大腹皮,便秘加火麻仁或郁李仁,咳嗽痰多加白前、紫菀。

用法:水煎服,每日 2～3 次,饭后服。

遣方用药体会:骨折后期用药以补肾壮骨、补血养髓为主。因骨折患者失血是主要病理表现之一,补血应当重视,以血养骨生髓,在此基础上补肾壮骨效果更佳。本方以淫羊藿、补骨脂补肾壮骨;骨碎补、续断接骨;以熟地、当归、川芎、赤芍补血养髓。

4.骨折愈合后

外固定已去,为帮助伤肢功能恢复,用中药煎水后熏洗,熏洗完后趁筋肉血脉温通进行功能锻炼。自拟伸筋活血汤外用。

伸筋活血汤:当归 12 g,川芎 12 g,赤芍 15 g,桃仁 12 g,红花 12 g,伸筋草 20 g,透骨草 20 g,海桐皮 20 g,海风藤 20 g,防风 20 g,艾叶 20 g,细辛 10 g。

主治:骨折愈合后,外固定已去除,而筋肉萎缩拘挛,关节活动不利。

辨证加减:用于上肢加桂枝 12 g,用于下肢加牛膝 12 g,用于腰部加杜仲 12 g,用于脊背加狗脊 12 g。

用法:将各药用纱布包裹后放入药锅内,加水 2000 mL,煮沸 20 min 后将药汤倒入盆中,先熏伤处,用布覆盖,以免热气散失,待药汤温度适宜后,用布巾浸药汤边热敷边洗伤处,每日 2～3 次。熏洗后,伤肢做主动活动锻炼。

遣方用药体会:骨折愈合后,由于较长时间的固定,在固定期间做的功能锻炼有限,以致伤肢筋肉不同程度地萎缩,关节活动不同程度地受限。本方以当归、川芎、赤芍、桃仁、红花活血化瘀以通血脉;伸筋草性温,主治筋骨酸痛,关节肿胀;透骨草性温,有祛风除湿、活血止痛之功,主治跌打损伤,筋肉不舒,关节不利。

5.骨折内服药用药体会

骨折用药组方再好,汤药入胃,还要看胃能否接受,而骨折用药,活血化瘀药居多,此类药大多味辛、性温,对胃多有刺激,多服几日会出现胃脘闷胀、胃痛不舒、恶心等症状。

遣方用药体会:为克服这些肠胃症状,此类活血化瘀药用量不能大,组方中应选择性加入理气和胃药如陈皮、佛手,如腹胀加大腹皮,恶心加半夏。

第四节 伤科亦需审虚实

沈老言及《正体类要》通篇所强调的唯在调补脾胃与肝肾命门,认为损伤后有气滞血瘀的实证,后逐渐转化为虚实夹杂之证,甚至因气散血失而虚脱,并提示了理伤时应顾护正气。临床常见的"劳伤",沈老认为亦属损伤虚证范畴,乃过度劳力,积渐而伤,使体质虚弱,以致经脉之气不及贯穿,气血养筋生髓之功失其常度,故见腰酸背痛、纳呆、头晕,甚至关节变形等,因此也习称"脱力劳伤"。

沈老擅丁从脏腑关系出发,运用"脾土四肢""禀气十脾""肺主一身之气"等理论,治疗伤病有虚的疾患。沈老临诊精于辨证,勘审虚实,常曰:凡初损之后,日渐实转虚,或虚中夹实,此时纵有实候可言,亦多为宿瘀也;而气多呈虚象,即使损伤之初,气滞之时,亦已有耗气之趋向。此后"以气为主",必着眼于一个"虚"字。

第五节 推崇正骨、筋伤手法治疗

一、正骨、筋伤手法

传统医学治疗机体损伤,一是强调功能活动;二是重视筋骨并重,筋柔才能骨正,骨正才能筋柔。手法治疗骨折不仅要使断骨复旧,而且骨折后所伤之筋也要复旧。《正骨心法要旨》提出手法治疗筋骨伤的八法,即后世所称"正骨八法",其中摸法、接法、端法、提法为骨折所设;按法、摩法、推法、拿法重在治伤筋,或骨未断折者,或骨节间微有错落不合缝者,但临证尚不局限于此,宜视其虚实酌而用之。治骨应顾及理筋,将八法有机结合起来。

正骨手法在我国有着悠久的历史。在骨伤科疾病治疗过程中,正骨手法具有极其重要的地位。《正骨心法要旨》载有:"夫手法者,谓以两手安置所伤之筋骨,使仍复于旧也。但伤有重轻,而手法各有所宜。其痊可之迟速,及遗留生理残障与否,皆关乎手法之所施得宜,或失其宜,或未尽其法也。盖一身之骨体,既非一致,而十二经筋之罗列序属,又各不同,故必素知其体相,识其部位,一旦临证,机触于外,巧生于内,手随心转,法从手出。或拽之离而复合,或推之就而复位,或正其斜,或完其阙,则骨之截断、碎断、斜断,筋之弛、纵、卷、挛、翻、转、离、合,虽在肉里,以手扪之,自悉其情。法之所施,使患者不知其苦,方称为手法也。"上述有关手法所言对骨伤科临床治疗具有深刻的指导意义。而沈老治骨伤,以手法见长。数十年来,沈老根据自己多年的临床经验,吸取他人之长,总结出屈伸牵拉法、折顶吻对法、回旋捏挤法、提按端挤法、推送抱合法、叩击嵌插法、分骨宽间法 7 种行之有效的正骨手法。沈老认为,这 7 种手法相互间有着密切的联系,有时需几种正骨手法的配合才能达到骨折整复的目的。但是,在行手法前,必须充分了解骨折的位置、性质、程度及其对周围组织的影响,从而确定所选用的主要正骨手法和配合手法。此时应充分注意以下几点:①手法的选择尽量考虑不增加或少增加其他组织的损伤。②整复步骤经确定后,医者应向助手详尽交代操作步骤,以取得配合。③伴有严重肿胀的骨折,须待肿胀消退后再行整复手法。④有循环障碍和神经损伤的骨折,不可急于整复,必须仔细分析它的性质,慎重地拟订治疗方案。⑤整复多发性骨折或骨折伴脱位时,先处理稳定骨折,后处理不稳定骨折,按先上髈、后接骨的步骤进行。⑥整复应尽量使骨折处达到解剖对位或功能复位,但也不能盲目只求解剖对位而不顾软组织的损伤。若反复操作,对骨折愈合不利。⑦骨折矫正手法不宜滥用于任何陈旧性骨折,矫正前必须认真仔细地分析。⑧早期开放性骨折,应遵循外科无菌原则,在严格消毒扩创的前提下,施行正骨手法,使骨折对位,然后做创口缝合或引流,并根据具体情况采用外固定或内固定等治疗方法。

二、手法的适应证与禁忌证

沈老认为,跌打损伤部位不同,所施之法也不尽相同。他还强调了手法的适应证和禁忌证。

1.手法的适应证

沈老认为,骨伤科疾病中(如骨折、脱位、筋伤等),除了手术适应证外,均可采用手法治疗。下列情况均可应用手法治疗:①大部分的骨折,如尺桡骨骨折、胫腓骨骨折等。②各部位关节脱位,如肩关节脱位、肘关节脱位、髋关节脱位及下颌关节脱位等。③各部位软组织损伤,如腰关节扭伤、踝关节扭伤、腕关节扭伤等。④各部位软组织慢性劳损,如颈肌劳损、腰肌劳损,关节退行性改变所致的关节疼痛、功能障碍等。⑤损伤后遗症,如骨折后关节僵直粘连等。⑥内伤,如胸胁内伤、腰部岔气等,但对老年骨质疏松者慎用。

2.手法的禁忌证

①有高热、急性传染病、骨髓炎、骨关节结核、骨恶性肿瘤、血友病等的患者。②手法区域有皮肤病或化脓性感染者。③诊断不明的急性脊柱损伤,或伴有脊髓压迫症状的不稳定性脊柱骨折,或脊柱重度滑脱者。④肌腱、韧带完全断裂或部分断裂者。⑤妊娠3个月左右患急(慢)性腰痛的妇女。⑥对手法治疗不合作者。⑦其他,如患有严重内科疾病者。

三、正骨基本手法

我国正骨手法历史悠久,流派众多,形式繁杂。中华人民共和国成立之后,经过有关专家整理,形成了一套比较完整的、具体的"新正骨八法",即手摸心会、拔伸牵引、旋转屈伸、端提挤按、摇摆触碰、夹挤分骨、折顶回旋、按摩推拿8个正骨基本手法。

1.手摸心会

《仙授理伤续断秘方》曰:"凡认损处,只须揣摸骨头平正,不平正便可见。"这就是伤科用以检查和诊断骨折的基本方法。医者在患处仔细触摸,由浅及深,从远到近,目的是利用手的触感判断骨折的部位、骨折端的移位和软组织损伤的情况。

2.拔伸牵引

欲合先离,离而复合,这是正骨手法的基本步骤。拔伸牵引时,可由医者和助手分别握住患肢的远端和近端,做对抗牵引,并持续牵引,以解除伤处的肌肉痉挛。此法开始时,按肢体原来体位先做顺势牵引,然后再沿肢体纵轴方向对抗拔伸,借牵引力矫正患肢的短缩、成角、重叠和移位畸形。用力应由轻到重,均匀持久。在手的力量不足时,可辅以器械或布带,以增加牵引力量。

3.旋转屈伸

是指肢体有旋转移位畸形时,由医者在拔伸牵引下将骨的远端或旋转或屈伸,使其与骨折近端方向一致,用远端对近端,将骨折恢复到肢体的正常生理轴线上。目的是矫正骨折的旋转或成角移位。如伸直型肱骨髁上骨折,需 2 个助手握患肢上臂和前臂,做拔伸牵引下旋转屈伸,若上臂旋前(或旋后),应使前臂旋后(或旋前)。

4.端提挤按

此法主要用于纠正侧方移位的骨折。侧方移位可分为前后侧(即上下侧)移位和内外侧(左右侧)移位。前后侧移位以提按为主,内外侧移位以端挤为主。操作时在持续牵引下,医者两手拇指压住突出的远端,两手其余四指捏住近侧端(着力点要在骨折断端),要求做到"凹者复起,凸者复平"。

5.摇摆触碰

此法主要用于横断型或锯齿型骨折整复后,骨折端之间仍有裂隙,使用此法可使骨折面紧密接触,增加骨折端的稳定性。摇摆手法是指医者两手固定骨折部,助手在维持牵引下稍稍左右或上下方向摇摆骨折远端,使断端骨擦音变小直至消失;触碰手法是指骨折夹板捆绑完毕后,用手在肢端沿骨干纵轴的方向做轻轻叩击动作。如骨折为粉碎性或斜形的不稳定骨折,禁用此法。

6.夹挤分骨

此法主要用于双骨及多骨并列处的骨折,如尺桡骨骨折、胫腓骨骨折、掌骨骨折或跖骨骨折。骨折端因骨间膜或骨间肌的牵拉形成成角移位及侧方移位而相互靠拢。医者可用双手拇指及示、中、环三指，分别在骨折部的掌侧和背侧挤捏，使靠拢的骨折端分开。如尺桡骨骨折时，医者两手分别置于患肢桡侧和尺侧，两手拇指和示、中、环三指分别置于骨折部的掌侧和背侧，沿前臂纵轴方向夹挤骨间隙，在夹挤的同时两手分别将桡骨、尺骨向桡侧及尺侧提拉，使向中间靠拢的桡骨、尺骨断端向桡侧及尺侧各自分开，从而矫正畸形。

7.折顶回旋

折顶手法主要用于肌肉发达部位的横断或锯齿形骨折。在单纯靠手拔伸牵引难以完全矫正重叠移位时，医者可用双手拇指抵住突出的骨折端，顺其原有成角方向加大成角，待两断端的骨皮质接触后再行反折。但此法操作应避免损伤重要的神经、血管，以及避免骨折端刺破皮肤。

回旋手法主要用于背向移位的斜形骨折或骨折端有软组织嵌入的骨折。2 个助手略加牵引后，医者一手固定骨折近端，另一手按压骨折远端，造成骨折背向移位的径路，紧贴骨折近端逆向回旋复位。如感觉有软组织阻挡，即应改变回旋方向，使断端相对，用断端骨擦音来判断嵌入的软组织是否解脱。此法操作时，两骨端要紧贴，以免损伤血管、神经或加重软组织损伤。

8.按摩推拿

此法主要用于骨折复位后，整复因骨折而扭转的软组织。《正骨心法要旨》载有："按者，谓以手往下抑之也。摩者，谓徐徐揉摩之也。"医者用拇指及示指沿骨干纵轴上下往返揉摩。此法可检查和纠正整复的不足，并使筋肉舒展，经络宣通，气血通畅，从而达到止疼痛、散瘀肿的目的。

四、沈老特色手法

沈老在临诊中运用的正骨手法，是在继承传统中医正骨手法的基础上，结合其多年的临床经验，吸取众家之长，再加以概括、提高而得的手法，即屈伸牵拉法、折顶吻对法、回旋捏挤法、提按端挤法、推送抱合法、叩击嵌插法、分骨宽间法 7 种正骨手法。

1.屈伸牵拉法

本法主要根据"欲合先离,离而复合"的理论,将骨折两断端拉开,随即捏平对位。临床上必须根据不同部位和不同类型的骨折,选用伸牵拉、屈牵拉、先伸后屈和先屈后伸等不同的牵拉手法。如股骨髁上骨折,远端向后成角,必须将膝关节屈曲牵拉,使腓肠肌松弛,才能使断端对位,如用伸牵拉,不但不能矫正成角,相反会把腓肠肌拉紧而致错位更加严重。屈曲型肱骨髁上骨折则须用伸肘牵拉,才能把两骨折端捏拢,使它正确复位;伸展型肱骨髁上骨折,应采用先伸肘牵拉,把肘部的软组织拉向远侧,使近端骨面没有其他组织嵌插,然后在伸牵拉的情况下,逐渐变为屈牵拉,依靠肱三头肌的紧张力维持骨折对位成果。

2.折顶吻对法

本法适用于骨干横行骨折的侧方移位或重叠畸形。操作原理是利用骨折断面和远端的杠杆力,使它反折起来再对位,因此操作比较省力,对软组织损伤小,对位成功率高。助手用两手固定骨折近端,医者两手大拇指顶住骨折远端的上面或背面,两手其余四指捏住下面或掌面,用反折力将骨折远端的成角增大(一般增大成角不应超过60°),拇指渐渐用力将骨折远端断面向下滑移,当感到有远端骨折面与近端骨折面接触的时候,迅速停止骨折部的加大成角手法,然后将远端反折,矫正错位及成角,使断端吻对。

3.回旋捏挤法

本法主要用于斜形骨折的背靠背错位畸形。这种病例使用牵拉法往往不易成功,而用回旋捏挤法收效较为满意。医者将断骨两端捏定,徐徐向逆方向回旋使两断端斜面相对,复位之后,即上下左右捏挤,使其对位正确。但使用这种方法应非常谨慎,防止损伤软组织,一遇阻力,应反向回旋。

4.提按端挤法

本法主要用于前臂和小腿的单骨折,此类骨折绝大部分无重叠畸形,仅有侧方移位,所以只要将两骨折端之陷下者提起,凸起者按下,就能使骨折处复位成功。

5.推送抱合法

本法主要用来整复髌骨或尺骨鹰嘴的分离骨折。以分离的髌骨骨折为例,医者两手将分离的髌骨从上下左右向中间推送抱合,以达到对位。

6.叩击嵌插法

本法用于稳定的桡骨下端骨折或肱骨外科颈骨折,在整复和固定之后,沿骨干纵轴方向将两断端向中间叩击,使之嵌插更加稳定,加速愈合。

7.分骨宽间法

本法主要用于前臂、掌、跖、胫腓骨骨折。因此类骨折断端往往受骨间膜和肌肉的牵拉而相互靠拢,应用此法主要是用来恢复原来的骨间隙,以利于骨折的稳定和日后的功能恢复。医者用两手拇指及示、中、环三指在骨折间的掌背位骨间隙内分挤,使其重新张开到原来的程度。

五、手法练习

历代骨伤科医家对手法基本功的练习都十分重视,学习骨伤科理伤手法,必须长时间勤学苦练,才能在临床上得心应手,游刃有余。沈老认为,在骨伤科疾病诊疗过程中,骨伤科医生常需一定的体力和耐力,所以需要通过全面的体格锻炼才能胜任工作。清代胡廷光所编《伤科汇纂》中指出关节脱位上骱"全凭手法及身功"。沈老经过长期临床摸索,再结合前人经验,将手法基本功的练习归纳如下。

拔伸牵引法练习:此法可通过拉滑车练习,在滑车的一端系一重物,一手拉另一端,重量可逐渐增加;也可用钢丝弹簧扩胸器练习。

端提法练习:沈老认为,此法主要是需要练习上肢的臂力,可以通过举重的形式来达到效果,如用石锁、杠铃等。

揉捏法练习:通过握力器来增加握力,或用特制的砂袋进行捏拿练习,用力要均匀,做到刚中有柔、柔中有刚,使指法、手法渐趋柔和。

点按法练习:此法可通过五指俯卧撑练习,或五指点插细砂,因为这样可增加按压、点穴等劲力。

拧木棒法练习:取长为 30 cm 左右的擀面杖或圆木棒,两手各握一端,同时向相反方向拧。沈老认为,这样可增强手力、腕力及前臂肌群的耐力。

夹裹包扎练习:沈老认为,夹裹包扎在治疗骨伤科疾病过程中是一个不可缺少的环节。应先在模型上练习,然后在人体上练习,要求对各种夹裹包扎方法全部领会熟练,能正确掌握松紧度,妥善运用各种夹板,才能在临床上做到游刃有余。

模拟练习:联系实际中各种骨折、脱位和伤筋等病例,进行模拟性训练,医生或同学之间可互相训练,做到对手法各操作步骤有清晰的概念,并达到熟练程度。

沈老主张正骨及筋伤的手法治疗用力均应恰到好处,反对暴力整复,反对只重视骨折对位而忽视皮肉受损。施手法前,医者要审度患肢骨折移位情况,做到心中有数,若盲目行手法,往往会导致手法复位失败。对于治疗筋伤的理筋手法也不主张用力过猛,用力过猛会造成新的损伤,这与沈老在现代医学中对骨折筋伤治疗均主张微创手术及保护筋肉皮毛的观点极度契合。以下对临床常见正骨及筋伤的手法治疗做简单叙述。

1.前臂双骨折手法复位

沈老认为手法复位前首先要分析 X 线片,不仔细阅读 X 线片或其他影像学资料就盲目开展手法复位是极不可取的。阅读 X 线片时首先应看清骨折部位,比较两骨折部位横截面的大小,观察骨折线的形状,以确定先复位桡骨还是尺骨。若骨折部位的横截面大,稳定程度相对较高(骨折线的形状为横断或锯齿状,则骨折稳定程度高),综合考虑其中哪一根骨的骨折稳定因素多,就先从那一根骨着手整复。施手法时,正确放好伤肢前臂中立位,不要盲目地一开始就做拔伸牵引,否则在牵引状态下,前臂肌肉群紧张,会造成手法复位的困难,应通过手摸伤处,了解骨折端移位情况,做到心中有数,然后再施用手法。手法复位后复查 X 线片时,骨伤科医生要在场帮助摆放伤肢体位,尽量活动肩关节、不旋转前臂来完成照 X 线片时体位的摆放。很多情况下是照 X 线片摆放体位时旋转了前臂,骨折端重新发生移位而致前功尽弃。

2.老年伸直型桡骨远端骨折手法复位

对老年伸直型桡骨远端骨折或粉碎性伸直型桡骨远端骨折的整复手法,不主张用动作幅度较大的牵抖复位法,此手法容易造成桡骨远端掌侧面压缩,易致日后桡骨远端掌倾角过大。主张手法分步进行,患者仰卧位,麻醉后置患肢肩关节外展90°,肘关节屈曲90°,掌心向下。老年伸直型桡骨远端骨折的整复手法分四个步骤:①助手双手握患者骨折近端,医者一手握患者大鱼际,另一手握患者小鱼际相对牵引。②医者边牵引边换手的着力部位,一手用虎口向桡骨侧挤压骨折近端,另一手边牵引边换手用虎口挤压骨折远端向尺骨侧,纠正骨折远端的桡骨侧移位,若先纠正掌背侧移位,再纠正桡骨侧移位,一方面费力,另一方面会使骨折面对搓磨平,不利于骨折端稳定。③医者边牵引边将双手换向患者骨折远端,完成折顶手法。④屈曲牵引下将患者骨折远端略旋前,以纠正发生骨折时骨折远端的旋后移位。

完成整复过程,牵引下检查骨折端背侧是否平整,以判断骨折端是否对齐,若还有少许不平整,医者可将拇指置于患者骨折远端背侧做推压动作,反复数次;若已觉平整,即可用小夹板固定。这样分步到位的伸直型桡骨远端骨折复位手法,动作幅度不大,纠正骨折掌背侧移位及桡骨侧移位彻底,适合于各年龄段的该型骨折。对骨质疏松的老年人发生于松质骨部位的这类骨折,此手法对骨折端的干扰相对较轻。

3.肱骨内上髁Ⅲ度骨折二人复位法

肱骨内上髁Ⅲ度骨折多发于儿童、青少年,发生时多因肘关节伸直外翻,同时腕关节、掌指关节、指间关节受到向背伸的力量,此姿势前臂屈肌群强力收缩,将其起点的肱骨内上髁撕脱。这类患者受伤时患肘过伸,同时还有个前臂外旋的力,这样肘关节过伸、外旋、外翻,肘关节前内侧极度张开,再加上腕掌部的屈伸力量,把肱骨内上髁拉向前下方,进入肘关节前内侧关节腔。骨折发生后,因疼痛及肘周围受力发生改变,肘部的姿势也发生改变,或跌倒后被人扶起,或躯体进一步向伤侧倾倒,伤肘前内侧关节腔张开的状况随之收缩,肱骨内上髁骨块就被嵌夹在肱尺关节之间。这类骨折的手法复位须解决两个问题,一是要使伤侧肘关节前内侧重新张开,二是使伤侧前臂屈肌群重新紧张起来,把嵌夹的骨块从肘关节关节腔内拉出来整复。手法是一助手握住患肘上端,医者一手握住伤肢腕部,四指放于腕掌侧,拇指放于腕背侧,对抗牵引,边牵引边握住腕外旋,伤肢前臂也随之外旋,另一手托住患肘内后侧用力向前内侧推顶,同时,助手一手压患者腕、掌、指关节极度背伸。要领是医者两手同时发力,此时患肘前内侧关节腔极度张开,伤肢前臂屈肌群极度紧张,发生一个明显的震动,骨折块被拉出关节腔,然后按肱骨内上髁Ⅱ度骨折处理,将骨块由下向上推挤,复位后予以外固定。

4.肩关节前脱位复位手法

肩关节前脱位复位手法有几种,手法的关键不外乎牵引患肢并使之内收外旋,用外力或杠杆作用使肱骨头由内向外运动,然后内旋伤肢或上臂,使肱骨头扣向肩胛盂,达到复位目的。在复位手法中,手法幅度最大的是牵引回旋法,复位成功率也相对高,当然还与医生的手法运用习惯和手法操作熟练程度有关,其他如手牵足蹬法、拔伸托入法手法幅度相对较小。从肱骨头脱位的位置来选择复位手法,喙突下脱位或锁骨下脱位可选择牵引回旋法或手牵足蹬法;盂下脱位复位可选择拔伸托入法。因为盂下脱位是暂时的,很容易变为喙突下脱位,故从肱骨头脱位的位置来选择手法,这几种差别不是很大。比较这几种手法,牵引回旋法动作幅度大,容易并发肱骨上段骨折,因此老年人骨质疏松者不宜。由此可见肩关节前脱位,选择手法主要考虑患者年龄及骨质的情况。手法关键是医者实施手法过程中内收内旋上臂时动作不要过猛,以避免并发症的发生。

5.小儿桡骨头半脱位复位法

家长帮助幼儿穿衣时,还有幼儿跌倒时牵拉其腕或前臂,容易造成桡骨头半脱位。受伤后靠 X 线片往往不容易发现桡骨头的异常改变,主要靠症状、体征诊断。医生检查患儿肘外侧及前臂时,患儿因疼痛啼哭,肘关节呈半屈曲位,前臂旋前,不敢旋后、屈肘、举高伸直。此种半脱位,复位比较容易,成功率高,一般不用麻醉。家长抱患儿于坐位,沈老常采用一人复位法,用一手握住患儿上臂下段,另一手用虎口夹住患儿前臂内侧,用四指放在患儿前臂掌侧,拇指相对夹住患儿前臂背侧,医者中指指腹紧压患儿桡骨头前侧向后,两手对抗牵引,边牵引边外旋其前臂,然后屈曲肘关节。因患儿前臂较短且细,这样操作很方便,而且屈曲肘关节时医者的手不别扭。很多资料上讲,医者一手握患儿上臂,另一手相对牵引并用拇指压患儿桡骨头向后,然后屈曲肘关节,这样医者的手是别扭的;若一手用拇指压患儿桡骨头向后,手握患腕,旋后前臂,屈曲肘关节,但相对牵引必须要增加 1 名助手,不便一人操作。所以,沈老对小儿桡骨头半脱位一人复位法加以改进后,操作比较方便。复位后,患儿休息数分钟,用物逗患儿手抓物,若能上抬患肢抓物,说明复位成功。

6.髋关节后脱位复位手法

髋关节周围因为有大量肌肉及强大的韧带包绕,一般不容易出现脱位,而一旦出现脱位说明外来的力比较强大,往往伴随骨折、韧带断裂等较为严重的损伤,这也对复位造成了极大的困难。临床上时常发生的髋关节脱位为后脱位,髋关节后脱位常用的复位手法有屈髋拔伸法、回旋法、拔伸足蹬法、俯卧下垂法等。其原理都是将向髋关节后上方脱位的股骨头通过牵引或杠杆作用往髋臼方向下移,在牵引下旋转股骨头,股骨头滑入髋臼,达到复位目的。

沈老习惯选用屈髋拔伸法对髋关节后脱位进行复位。此法在复位过程中手法操作幅度不大,对髋关节周围受伤后的软组织的干扰不大,并且复位成功率高。髋关节后脱位进行手法复位时一般都需要麻醉配合。

麻醉后,在地面上放一床板,患者仰卧位。一助手两手按压患者骨盆前侧的髂前上棘,固定骨盆。医者面向患者,两腿跨于患肢上,双手抱住患者腘窝先顺势牵引,再使之屈髋屈膝90°做相对牵引,并做内外旋转,旋转幅度不宜大,伤肢股骨头通过牵引向髋臼方向位移。通过内外旋转,一方面松解股骨头周围的软组织,使股骨头便于在旋转中摆脱周围软组织的缠绕,另一方面有利于股骨头向髋臼方位下滑,最终进入髋臼。

7.肩关节周围炎的理筋手法

肩关节周围炎又称肩周炎,俗称凝肩、五十肩,是以肩部逐渐产生疼痛,夜间为甚,逐渐加重,肩关节活动功能受限而且日益加重,达到一定程度后逐渐缓解,直至最后完全复原为主要表现的肩关节囊及其周围韧带、肌腱和滑囊的慢性特异性炎症。肩关节可有广泛压痛,并向颈部及肘部放射,还可出现不同程度的三角肌的萎缩。本病的好发年龄在50岁左右,女性发病率略高于男性,多见于体力劳动者。如得不到有效的治疗,有可能严重影响肩关节的功能活动。

肩周炎施行理筋手法时分3个步骤。

第一步:手法的力量主要作用于浅层组织,医者用大、小鱼际按摩患肩肩胛区、三角肌区和肩前区,接着用掌根部自肩峰向周围推,然后分开四指由肩峰向周围推,再用两手掌内侧缘对搓患肩达上臂。此步操作时医者着力面宽,受力主要在浅层组织。

第二步:医者用拇指指腹揉,接着用拇指指尖拨络(与肌肉走向垂直的方向),

沿斜方肌、冈上肌、冈下肌、三角肌、胸大肌等肌肉施手法；然后医者拇指与示指、中指相对拿捏患者肩关节前内和后内方位；用拇指尖沿肩关节周围骨缝结合揉、拨两手法施法。以上手法，在各部位反复做 10 次左右。接着医者一手用手掌按住患者肩峰处以稳定肩部，另一手握住患侧肘部，用滚摇手法沿顺时针方向活动患侧肩关节，范围逐渐加大，然后用同样方法沿逆时针方向滚摇患肩，如此活动 20 余次，继而内收患侧上臂数次，后伸上臂数次，外展高举上臂数次。活动范围的加大须循序渐进，不可急于求成，不然会再造成新的损伤。此步手法的力量可达到深层组织。

第三步：医者用全手掌沿肩胛区、肩上方、前外侧胸部、三角肌区到上臂按摩数遍，使患肩放松，至此手法全过程结束。整套手法体现轻准备手法、重治疗手法、轻结束手法，归结为"轻、重、轻"三个过程。

在施行手法后隔日再做一次手法，平时嘱患者每日自行活动肩部数次，主要练习逐步加大外展，配合做内旋、外旋、前屈、后伸等动作，也可用健侧的手掌拍打患肩周围以舒筋活血。肩周炎的理筋手法治疗，大多疗效很好，但也有手法治疗后患者肩部疼痛加重，活动进一步受限的。主要问题出在加大了患侧肩关节活动范围，医者强力外展、内收、内旋后伸患肢，手法治疗后疼痛明显加重，活动出现两种情况，一是由于疼痛加重，不敢活动患肢，二是手法后活动范围很快加大，几日后由于粘连的软组织被撕拉开后又重新粘连，活动功能进一步障碍。还有些患者用患手悬吊在树枝上或横杆上，利用自身的重量牵拉患肩，想以此恢复患肩的活动范围，这样容易造成肩部新的损伤。

随着医疗影像技术的不断发展，沈老对肩周炎也有了更深的认识，发现过往有很多的肩周炎其实都是被误诊了的肩袖损伤患者，因此手法治疗及功能训练往往不能达到预期的治疗效果，甚至有的患者反而会病情加重，出现新的损伤。在沈老临床工作的后期，他对于考虑有肩周炎的患者均建议进行磁共振检查，以排除那些有肩袖损伤需进行手术治疗的患者。

8.老年腰部筋伤手法治疗

老年腰部筋伤，以慢性劳损、腰椎及椎间盘退化引起腰、臀、腿痛为多，手法治疗主要是解决腰及以下部位的疼痛。对老年腰部筋伤的治疗不应该把松解神经根粘连，或使突出的椎间盘回纳作为治疗目的。老年患者若有神经根粘连，时间较长，想通过手法松解神经根粘连实非易事，即使手法能使其松解，该部位的组织也会重新粘连；突出的椎间盘即使能回纳，随着体位的改变，也会重新突出。对于老年腰部筋伤患者,沈老不用脊柱旋转法、脊柱斜扳法、脊柱推扳法等力度大及动作幅度大的手法,因为曾经用过,效果不好。

老年腰部筋伤行理筋手法时,患者取俯卧位,全身肌肉尽量放松,医者先用力度较浅的摩法,使患者腰、臀、腿的肌肉进一步放松,做完 7 ~ 8 遍后,继用掌根揉、掌根推、滚法从背部开始,到腰、臀、腿部,做数遍,再在腰、臀、腿部做拿捏手法数遍,手法力度以深透筋肉、使血脉流通、骨节舒缓为度。接着医者双手牵引患者脚踝数分钟,配合抖动,抖的幅度要小。然后变换体位,患者换成仰卧位,医者一手推患者双膝屈曲,髋关节也随之屈曲,另一手握患者双足跟,做推拉动作数次,以牵引腰腿;再使之屈髋屈膝,然后医者一手托患者腘窝,另一手握患者双足跟,边伸直膝关节,边抬高患者下肢,做数遍;继而医者一手扶患者双膝前方,一手握其双足跟,将腰部做顺时针旋转滚动数次,再做逆时针旋转滚动数次。最后帮患者变换成俯卧位,用空心掌拍打患者背、腰、臀、腿,用捋法、摩法从背到小腿做数遍,放松腰腿,完成手法。

9.手法治疗尾骨骨折与脱位

尾骨骨折与脱位多见于女性,常由于滑倒或从高处坠下,臀部坐地所致。临床上多见尾骶部疼痛、肿胀、瘀血及压痛,坐下或坐位站起,或在排便时剧烈疼痛,患者多以半侧坐位以减轻痛苦。临床治疗时虽可行肛指复位,但之后往往因为肛门周围肌肉牵拉而致骨折及脱位不能稳定。因此,一般多采用卧床休息,任其自然恢复的保守治疗,如病情严重可考虑后期行尾骨切除。此病比较突出的问题就是疼痛,不仅程度较重,而且持续时间较长,往往影响工作及睡眠。沈老在治疗上采用其独特的理筋手法,收到即刻止痛的效果,究其作用机制,可能是利用肌肉的牵拉与反牵拉作用,使移位的骨折、脱位及局部软组织恢复到原来的位置,从而减轻了局部神经受压及刺激的关系。

患者取俯卧位,医者立于患者右侧,以右手拇指按于患者尾骨部位,左手握持患者大腿(先左后右,或先右后左),以单腿旋转后伸、外展、内收及后向扳转结合右手拇指按压,中途可能听到"咔贴"的复位声。结束后外用沈老自制的活血止痛膏,嘱患者半屈髋、屈膝,卧位或侧卧位休息,配合内服止痛药物。

10.理筋手法治疗腰椎后关节紊乱症

腰椎后关节紊乱症又名"腰椎后关节半脱位""腰椎后关节滑膜嵌顿",中医称为"腰椎骨错缝",腰椎后关节由上位椎骨的下关节突及下位椎骨的上关节突构成,小关节面有软骨覆盖,具有一个小关节腔,周围有关节囊包绕,其内层为滑膜层,能分泌滑液。腰椎关节突关节面的排列为半额状位及半矢状位,其横切面近似弧形,伸屈、侧屈及旋转均较灵活,因为腰骶部活动范围较大,故腰骶后小关节亦较松弛。小关节不参与负重,主要是稳定脊柱,同时引导脊柱的运动方向。当腰部突然闪扭,或因弯腰前屈和旋转运动时,可使小关节间隙张开,关节内负压增大,滑膜即可进入关节间隙中,如伸展过度时,关节滑膜就夹于关节间隙中,造成小关节滑膜嵌顿或小关节脱位,而滑膜可因关节的挤压而造成严重的损伤。滑膜和关节囊有丰富的感觉、运动神经纤维,对于刺激和炎症反应极为敏感,当滑膜嵌顿后,必然产生充血和水肿,引起剧烈的疼痛和反射性肌痉挛,如不及时解除嵌顿,则会产生慢性严重腰痛和关节炎。本病与急性腰肌扭伤不同,腰部局部肌肉反射性痉挛伴有明显压痛,旋转时尤为明显,其疼痛程度远远超过急性腰肌扭伤;本病压痛点限于棘突或棘突旁,而且有深在的压痛,急性腰肌扭伤压痛点则较表浅;本病患者腰前屈尚可,但不能过度前屈,急性腰肌扭伤则前屈活动明显受限。

沈老常以手法理筋治疗本病,解除后关节之绞锁,使错位关节恢复正常,然后卧平板床休息数日。医者用揉按法轻轻拿捏患者腰部,使局部肌肉紧张稍有放松,然后让患者坐于一矮长板凳上,助手立于患者前方,用两手按住大腿以固定骨盆。医者立于患者身后,嘱患者上举两臂,两手从患者的腋下穿过,环抱于患者胸前,然后轻轻旋转患者腰部,使腰部肌肉进一步放松,在转动的基础上,用力往上提拉患者躯体,并急速向左右大幅度旋转。此时多可闻及腰部有小关节紊乱解除的"咔贴"响声,说明关节已经复位,最后揉按腰部,以疏通局部气血。结束后嘱患者卧平板床3~7 d,并加强腰肌紧张锻炼、防止屈腰,外敷活血止痛膏,内服中药加强祛痛的效力,多能收到良好的效果。

11.脊柱旋转法治疗急性腰扭伤

急性腰扭伤俗称腰脱落、闪腰、岔气,是腰部肌肉、筋膜、韧带、椎间小关节、腰骶关节的急性损伤,多是突然遭受间接外力所致,中医古代文献称为"瘀血腰痛"。清代尤在泾在《金匮翼·卷六》中指出:"瘀血腰痛者,闪挫及强立举重得之。盖腰者一身之要,屈伸俯仰,无不由之。若一有损伤,则血脉凝涩,经络壅滞,令人卒痛,不能转侧,其脉涩,日轻夜重者是也。"简要地说明了急性腰扭伤的病因、病理及症状。本病多见于青壮年体力劳动者,20~30岁者发病率为50%以上,儿童及老人较少见,临床常见于搬运、建筑、机械工人,以及长时间从事弯腰工作、平素缺乏体育锻炼的人(如肌肉不发达,参加劳动或从事一般活动时也会发生)。99%以上的患者多发生在腰骶部、两侧骶棘肌和骶髂关节处。腰骶关节是脊柱的枢纽,骶髂关节是躯干与下肢的桥梁,体重的压力和外来的冲击力多集中在这些部位,故易受伤。急性腰扭伤多由间接外力所致,如过度的后伸、前屈、扭转、弯腰,超过了腰部正常的活动范围,即可造成损伤。人在弯腰时,脊柱旁的背伸肌(特别是骶棘肌)收缩,以抵抗体重和维持躯干的位置,如果负重过大,迫使肌肉强力收缩,则易使肌纤维撕裂,当腰完全屈曲时,背伸肌即不再收缩,主要靠韧带来维持脊柱的位置,此时如果负重过大,易造成韧带损伤。韧带和肌肉的损伤相互之间有密切的联系,如韧带损伤后,在弯腰过程中的支持力量势必减弱,需要由肌肉来代偿,则会导致肌肉筋膜的损伤,从而产生气滞血瘀,瘀闭不通,则产生肿胀、疼痛等一系列临床表现。典型症状有腰部不能挺直,俯仰屈伸、转侧起坐均困难;腰肌常有明显痉挛,深呼吸、咳嗽等均能加重疼痛;患者多以手扶腰,严重者不能站立,脊柱多向患侧倾斜;20%~60%的患者可同时伴有牵涉性下肢痛,绝大多数患者有明显的局限性压痛点,多在腰骶关节、第三腰椎横突尖和髂嵴后部,压痛点代表组织受伤之所在。急性腰扭伤新伤易治,日久失治或治疗不当转为慢性,或复感风、寒、湿之邪而兼痹痛者,则较难治疗,故急性腰扭伤后的早期治疗是预后佳的关键因素。沈老对于急性腰扭伤有独特的手法,疗效显著,深受患者欢迎。

患者正坐,双脚呈"人"字形分开,医者立于患者右侧,先用右手扶患者右肩,右手拇指按压腰脊痛处向左做约90°旋转,然后用同样手法在右侧重复一遍,目的是起到消除患者紧张心理、松弛肌肉的作用,使患者对"上腰"有一个思想准备。在此基础上,医者立于患者背后,双手通过患者腋下环抱,形成一股力,做左右摇摆动作,先慢后快,在一瞬间,用力上提,患者能闻"咔贴"一声,此时患者顿感腰部舒松,并能做前后屈伸动作,提示复位成功。

12.理筋手法治疗髋部软组织急性损伤

髋部软组织急性损伤多因髋关节过度内收、外展、前屈、后伸、过度劳累而使周围肌肉韧带发生错位或撕裂所致,属于中医"筋出槽"及"伤筋"范畴。髋部肌肉比较肥厚但髋关节各方向活动范围较大,在髋部肌肉遭受强力牵拉情况下,往往可引起髋部肌肉、韧带、肌腱的错位,从而引发剧烈疼痛及活动障碍。本病以青壮年为多见,患者多见髋部疼痛、肿胀、活动受限,患肢不敢着地、负重、行走,或出现跛行。

在股骨大腿内下方可触及肌筋不正,有皱褶或沿大腿纵轴方向有条索状剥离韧带,髋关节前方、腹股沟或臀部外侧压痛明显,髋关节内收、外展、前屈、后伸及旋转受限,骨盆倾斜等。早期的明确诊断和针对性强的治疗措施对该病的转归有很好的作用。沈老多以手法理筋,纠正“筋出槽”,然后外敷活血止痛膏及内服中药。

患者取半卧位或卧位,首先在髋部及臀部痛点做轻揉按摩,缓解肌肉痉挛,减轻局部疼痛,然后让患者仰卧,医者以右手继续按提髋部肌筋处,左手握持患者膝部做被动屈伸髋关节及旋转髋部运动,逐渐增大活动频率及活动幅度,同时结合右手对肌筋进行弹拨,使错位的肌筋恢复正常,最后轻揉按摩局部以疏通气血。结束后外用活血止痛膏;内服中药以活血、理气、止痛、解筋,方用桃红四物汤加减。

13.手法治疗小儿髋关节一过性滑膜炎

小儿髋关节一过性滑膜炎是儿童常见病,是指股骨头与髋臼之间发生的微小移动。从现代解剖学和儿童尸体标本看,本病的发生是难以解释的。当跳跃、滑倒、跳皮筋、打球等使下肢过度外展或内收时,由于小儿髋臼与股骨颈发育得不一致,导致股骨头与髋臼间隙增宽,则关节腔内的负压使关节滑囊或韧带嵌压。亦可由外力伤及内收及外展肌群,导致肌肉痉挛,关节位置相对不正,而抗痛性肌痉挛可把骨盆强制在健侧高、患侧低的倾斜位,导致双下肢假性不等长。本病发生后有些患儿可自行恢复,但多数患儿需借助手法复位,若不及时复位则有继发股骨头缺血性坏死的危险,所以早期诊断、及时治疗是治疗本病的关键。患儿多有蹦跳、滑跌等,但患儿一般不能准确叙述病因。患儿表现为髋关节疼痛,不敢屈髋活动,下肢略呈外展、外旋状,步态缓慢,快走则跛行明显,身体晃动。患儿平卧床上,身体摆正可见骨盆倾斜,两腿长短不齐,主动、被动内收及外旋髋关节时疼痛加重。部分患儿仅以膝上疼痛为主诉前来就诊,但体格检查提示患儿膝及膝上未见明显压痛,而患侧腹股沟处有压痛,则考虑是因为髋关节滑膜炎症刺激髋关节囊前缘的闭孔神经所致。90%的闭孔神经参与髋关节的神经支配,而其亦同时支配膝关节,因此,有髋关节疾病的患儿也往往感觉膝关节疼痛。

患儿平卧床上,由家人固定骨盆,医者先以较轻手法按摩患侧髋部及臀部,使其肌肉放松,再一手握患肢踝上,一手握膝关节,先轻轻做屈髋屈膝试验,出现疼痛则不强屈,在无痛范围内做伸屈关节运动,当患肢肌肉放松并能主动配合活动时,突然将髋关节、膝关节屈至最大限度,停留 1 min,再做下一步手法,即医者将患儿的长腿(假长)做屈髋、内收、内旋运动,短腿(假短)做屈髋、外展、外旋运动,最后伸直大腿。手法结束后,不行皮牵引。嘱患儿不负重,卧床休息。

14.手法治疗踝关节扭伤

踝关节扭伤甚为常见,多因行走或跑步时突然踏在不平的地面上,或上下楼梯、走坡路时不慎失足,或骑车、踢球等运动中不慎跌倒,导致足过度内外翻而产生踝部扭伤。伤后踝部感觉疼痛、活动功能障碍,损伤轻者仅局部肿胀,严重者整个踝关节均可肿胀,并有明显的皮下斑,皮肤呈青紫色,跛行,伤足不敢用力着地,活动时疼痛加剧。内翻扭伤时,外踝前下方疼痛明显,若将足做内翻动作,则外踝前下方疼痛;外翻扭伤时,内踝前下方压痛明显,强力做踝外翻动作时,则内踝前下方剧痛;严重扭伤者,在韧带断裂处可摸到凹面,甚至可摸到移位的关节面。损伤严重,局部肿胀较甚者,不宜做重手法;对单纯的踝部伤筋或部分撕裂者,可使用理筋手法;对陈旧性踝关节扭伤,手法宜重,以解除粘连,恢复踝关节功能。沈老对急性踝关节扭伤施以手法治疗,首先点按关节周围穴位,然后一手托住足跟,一手扶挤足背,做小范围摇摆拔伸4~5次,用力一拉,令患者站起,患者顿感轻松,并能徒步行走。

15.手法治疗落枕

落枕是头部软组织常见的损伤之一,又称失枕。落枕多因睡眠时枕头过高、过低或过硬,或睡姿不良,头过度偏转,使头部肌肉长时间受到牵拉,处于过度紧张状态而发生静力性损伤。平素缺乏锻炼之人,身体衰弱,气血不足,循行不畅,筋肉舒缩活动失调,如复遭受风寒侵袭,则可致经络不舒,肌肉气血凝滞而痹阻不通,僵凝疼痛而发此病。损伤往往以累及一侧软组织为主,多发生胸锁乳突肌、斜方肌或肩胛提肌等痉挛,表现为睡醒后头部疼痛,头歪向患侧,活动不利,转头时与上身同时转动,以腰部代偿头部的旋转活动,疼痛可向肩背部放射。颈部肌肉痉挛压痛,触之如条索状或块状,斜方肌等处亦有压痛。

沈老手法治疗落枕有很好的效果。患者正坐,医者站在患者背后,左手托住患者下颌,右手拇指点按患者颈背3~5遍,然后用右手按摩双侧颈肌,以达到松弛肌肉、理顺筋脉的目的,然后一手托下颌,一手托枕后部,做左右来回旋转,先慢后快,在患者不备之时,向上提拔颈椎,在这一瞬间可听到"咔贴"一声,患者顿觉舒适,颈部活动自如。

16.手法配合中药治疗肩关节粘连

颈椎病、肩部及上肢骨折后时间过长,以及肱二头肌肌腱炎、冈上肌肌腱炎、肩峰下滑囊炎等疾患如久治不愈,因疼痛限制了关节活动或病变波及关节,最终可形成肩关节粘连。其主要病理变化是引起肩部肌腱、韧带、关节囊充血等,形成瘢痕,造成肌腱、关节囊挛缩,关节软骨与滑膜粘连,以及关节外深浅两层肌肉之间与滑液囊粘连,最终导致滑液囊与滑液囊粘连及滑液囊与肩关节粘连,从而关节活动受限。沈老主要采用手法一次解除粘连,配合早期使用的清热解毒、和营止痛,以及后期使用的温经通络、活血化瘀止痛、补益肝肾等中药治疗,多能取得满意疗效。

患者仰卧手术台上,行肌间沟神经阻滞麻醉,使肩部肌肉完全放松,由助手固定患者躯干,医者立于患侧,一手握住患肢腕关节,一手从腋窝推肱骨头徐徐将肩关节向上牵引,力量逐渐加大,此时可闻得关节内有撕裂声,直至前屈、上举达到180°,之后做肩关节水平位内收运动,依次再做外旋、内旋、后伸等运动,如此反复3次,即达到肩关节被动活动正常范围。注意对心血管疾病患者及严重骨质疏松者禁用此法治疗,体质虚弱者慎用本法。即使完全符合本疗法治疗范围的患者,如经过3个月的积极治疗,肩关节功能仍未得到改善者,才可决定施行本疗法。医者在实施本疗法过程中必须感到有局部粘连撕裂,如果只有弥漫性粘连硬块逐渐松开,那么,非但不能获得预期疗效,反而可能加重粘连,而且手法一定要彻底达到肩关节的正常活动幅度。有学者指出,这种方法有一定的危险性,然而,我们通过长期的临床实践探索,认识到只要严格掌握适应证,手法施行得当,危险是可以避免的。

内服中药可用:黄连、红花各6 g,黄芩、黄柏各9 g,板蓝根、蒲公英各30 g,赤芍、当归、桃仁、炮山甲、郁金各10 g,丹参、延胡索各15 g,每日1剂,服1个星期。然后改用温经通络、活血化瘀止痛、补益肝肾等的中药,以沈老自拟的马钱子汤为主方:制马钱子1 g,蜈蚣3条,人中白6 g,狗脊10 g,威灵仙10 g,炮山甲9 g,地龙9 g,乌梢蛇9 g,生甘草9 g,肥知母9 g。随症加减配以细辛、海桐皮、淫羊藿、桂枝、当归、枸杞子、补骨脂、菟丝子、延胡索、郁金等。以上药物温经通络、补益肝肾、活血化瘀止痛,以固其本、培其源、通其经、活其血,给组织的修复创造了有利条件。

手法治疗后即嘱患者做各方向的主动和被动活动,如爬墙活动、体后拉手、外旋锻炼等,每小时1次,每次持续3 min。功能锻炼时始终贯彻"尽""劲""静"3字锻炼方法,也就是使患者"尽"早地开始功能锻炼,而且必须要求患者"尽"量地达到已经解开的活动范围,并且在锻炼中努力使"劲"来完成每日的锻炼任务。在以上锻炼中特别强调使用"静"力,切忌快速暴力锻炼,禁止使用猛力甩肩及硬拉攀扭的活动,而应采用太极拳云手的要领,平心静气,动作圆稳,勿躁勿急。不然,欲速则不达,反而会增加新的创伤、渗出及粘连。

17.补肾通络法治疗脊柱骨关节病

脊柱骨关节病中医归属"痛痹"范畴,是一种以软骨退行性病变、骨质增生为主的骨关节炎。其特征是关节软骨的退行性病变,并在椎体边缘有骨形成,退行性病变可发生在椎体、椎间盘和椎间关节。本病多见于中老年人、肥胖者、体力劳动者及运动员,发病较早,实质上是一种生理性的保护性改变,可增加脊柱的稳定性,所以一般无症状。而出现慢性腰痛多是脊柱的退行性病变使各椎骨之间稳定性受到破坏,使韧带、关节囊和神经纤维组织受到过度牵拉或挤压的结果。其临床表现为逐渐发生的腰背痛,一般疼痛不剧烈,仅感腰部疼痛、不灵活,甚至钝痛不适,或有束缚感,早晨起床或久坐站起时,疼痛不适感更为明显,稍事活动症状可减轻或消失,但过度劳累后腰痛加重。有时疼痛可向臀部或大腿部放射,阴雨天症状加重。X线检查是诊断本病的主要依据,椎体边缘骨质增生、椎间隙变窄,或有椎体假性滑脱等征象均提示脊柱的退行性病变。增生性脊柱病的腰痛不易根治,是一种老化的表现。对本病,沈老主要运用补肾通络法,选用补肾通络中药治疗。经过多年的临床观察与体会,沈老认为运用此法对改善局部症状,恢复关节功能及控制病变发展,具有满意效果。

沈老以左归饮、右归饮加虫类药为基本方:熟地20 g,山药、山萸肉、杜仲、菟丝子各12 g,全蝎4 g(研吞),炮山甲15～20 g,当归、鹿角胶、广地龙、延胡索(酒)各10 g,枸杞子15 g。阳虚则加肉桂、淫羊藿;阴虚则加龟板、鹿衔草、肉苁蓉等。每日1剂,加水煎服,1个疗程为3～4个星期。

关于脊柱骨关节病的发病机制,近年来不少学者从中医"衰老"与"免疫"的角度进行探讨,认为本病属脊柱退行性病变,是因肾精亏损、阴阳失衡导致机体免疫自稳功能紊乱而致。而补肾通络法则旨在补益肾精,疏通络阻,通过调整整体功能,纠正阴阳失衡,从而改善局部病变。据现代实验证明,补肾通络法恰是通过抗衰老及调整机体免疫自稳机制而产生治疗作用。本方中当归、菟丝子、枸杞子、龟板、山萸肉、淫羊藿、熟地等参与细胞免疫与体液免疫;而肉桂、淫羊藿、肉苁蓉可使低下的脱氧核糖核酸合成率提高;祛风通络药物全蝎、广地龙、炮山甲、鹿衔草除具有免疫抑制剂作用外,对于改善微循环、提高局部血供亦有较好作用。

18.股骨头缺血性坏死

根据中医"祛瘀生新""肾主骨"的理论,沈老在自拟经验方化瘀活骨汤的基础上,以丹参、淫羊藿、骨碎补、川芎、红花等药为主研制了丹仙康骨胶囊制剂,用该制剂进行了一系列的研究,观察其对激素性股骨头缺血性坏死血运变化的影响。实验研究证实,经丹仙康骨胶囊治疗后,患者三酰甘油、总胆固醇均显著降低,肝细胞脂肪样变得到不同程度的减轻与修复,肝索结构接近正常,睾丸无萎缩,曲细精管结构无明显异常。治疗组经丹仙康骨胶囊治疗后股骨头墨染面积显著增宽,微血管数增多。观察到大多数骨细胞核饱满,骨陷窝形态无异常。说明丹仙康骨胶囊有促进毛细血管再生,加速骨组织修复的作用。有实验研究用成骨细胞体外分离培养技术,以超微结构、增殖和分化功能为指标,观察具有补肾活血功效的纯中药制剂丹仙康骨胶囊对体外培养成骨细胞的影响,结果显示:丹仙康骨胶囊刺激的成骨细胞,碱性磷酸酶活性提高及骨钙素含量增多;透射电镜观察细胞线粒体致密、游离核糖体增多、内质网丰富扩大增粗呈中等电子密度,而糖原溶解与脂肪空泡均减少。说明丹仙康骨胶囊具有促进成骨细胞的代谢、增殖和分化的作用。此制剂或组方用于临床后发现:股骨头缺血性坏死早期使用此药较好,中期使用此药配合股骨头髓心减压等手术治疗效果也好,晚期股骨头缺血性坏死不具备手术条件者,服此中药有止痛作用。

六、夹板固定

沈老认为,外固定是骨伤科疾病治疗过程中的主要环节,为了保持骨折整复的良好位置,保持骨折端的稳定性,促进骨折的愈合,必须采用合理的外固定。而夹板固定能够满足上述要求,并具有取材容易、使用方便、功能恢复好、患者痛苦少、医疗费用低等特点,加之夹板固定一般不超过关节,便于早期功能锻炼,可防止关节僵直、肌肉废用性萎缩、骨折迟缓愈合和不愈合等并发症。因而夹板固定成为治疗骨折的一种主要外固定手段。沈老在临床实践中非常推崇小夹板外固定,认为其远比石膏等外固定物有效且更利于随时根据患者的具体情况进行调节。

(一)夹板固定的原理

夹板固定是从肢体的生理功能出发,通过扎带对夹板的约束力,固定垫对骨折端为防止或矫正成角畸形和侧方移位的效应力,充分利用肢体肌肉收缩活动时所产生的内在动力,使肢体内在动力由因骨折所致的不平衡重新恢复到平衡状态。它适应肢体的生理要求,是一种能动地符合现代生物力学原理的外固定。但要注意夹板固定的适应证和禁忌证。

1.适应证

①四肢闭合性骨折者。对于关节内骨折只要是能进行手法复位或原本就无明显移位的,沈老也主张进行小夹板外固定。②四肢开放性骨折,但创面小或经处理后创口已愈合者。③陈旧性四肢骨折适合于手法复位者。

2.禁忌证

①较严重的开放性骨折或局部感染者。②难以整复的关节内骨折。③不易固定部位的骨折(如锁骨骨折、髌骨骨折等)。④夹板固定部位皮肤有广泛擦伤。⑤局部严重肿胀或伤肢远端末梢循环较差。⑥伤肢有神经损伤症状,局部加固定垫会加重损伤。

(二)夹板的选用

沈老认为,伤筋动骨虽是一种常见病,但损伤机制复杂,简单采用某一种材料固定效果不佳,必须在辨证的基础上,针对病因,灵活化裁,才能收到满意效果。明代王肯堂将夹板分为正、副夹板应用于骨伤疾病。而沈老领古人之意而不拘泥于古人之方,在固定材料的选择上,根据骨折部位、性质及患者年龄的不同,选用夹板的类型和规格也不同。如肱骨、尺桡骨、股骨、胫腓骨等骨折,一般选用固定力较强、塑形性较好的杉木小夹板;对移位不大或有移位的儿童胫骨骨折和青枝骨折,常采用硬纸板进行固定;指骨骨折多用竹片固定。夹板的规格视骨折的部位不同而分为不超关节固定夹板和超关节固定夹板两种。不超关节固定适用于骨干骨折,夹板的长度以等于或接近骨折段肢体的长度,并不妨碍上下关节活动为度;超关节固定适用于关节内或关节附近的骨折,夹板通常超出关节2~3 cm;夹板固定一般用4块或5块夹板,不宜过厚或过薄。如上臂骨折夹板通常是4块,分前、后、内、外侧板;前臂骨折夹板是6块,分前内、前外、内、外、后内、后外侧板;小腿骨折夹板为5块,分前内、前外、内、外、后侧板。

杉木(经制作后)夹板是沈老治骨伤最常用的外固定材料,他认为杉木夹板有下列优点:①可塑性强,可依据肢体的生理弧度制成适应肢体的各种规格形状,特别适用于近关节处的骨折。②杉木夹板有足够的支持力,能对抗骨折端移位的剪力,能适应肢体肌肉收缩活动时所产生的内在动力,夹板的弹性也能使骨折端的移位得到矫正。③易透性,杉木夹板不妨碍X线的穿透,便于复位后的检查。④可随时调整,固定后,可随肢体肿胀消退而调整扎带的松紧度,也可随时换药而不影响固定。

(三) 夹板固定的一般操作步骤

①首先在固定之前应判断骨折的部位、类型及患者肢体情况,选择合适的夹板、固定垫和扎带等固定材料。②敷上均匀、厚薄适中的外用膏药,切勿有皱褶之处(如有皮肤表面破溃则不能使用)。③放置固定垫,并以胶布固定。有两种常用的放置固定垫方法,一是两垫固定法,用于有侧方移位的骨折;二是三垫固定法,用于有成角畸形的骨折。④根据各部位骨折固定的要求,依次放置夹板,再在夹板外用绷带包扎覆盖。⑤由助手扶托患肢,医者缚扎带3~4根,每根扎带绕肢体两圈后打结。松紧度以扎带在夹板上下移动1 cm为宜。

(四) 夹板固定后的注意事项

根据多年的临床观察与实践,沈老认为用夹板固定期间应注意以下几点:①抬高伤肢,以利肢体肿胀消退。②密切观察伤肢的血液循环状况,特别是固定后3 d之内应更加注意肢端皮肤颜色、温度、感觉、肿胀程度和血管搏动情况,如果发现肢端颜色暗紫、肿胀疼痛、知觉麻木、屈伸障碍,伴有剧烈疼痛时,应及时处理。切勿误认为骨折后引起的疼痛,有可能为伤肢缺血性挛缩所致。③经常检查夹板下的压垫和骨性突起处,防止压迫性溃疡发生。④及时调节扎带的松紧度,一般在固定后3 d内,适当放松扎带,因为损伤初期,局部有损伤性炎症反应伴肿胀加重。待伤肢肿胀逐渐消退,扎带也会变松弛,应每日收紧,松紧度以扎带在夹板上下移动1 cm左右为妥,若过紧,则皮肤受压,易发生血运障碍;若过松,会使整复的骨折再移位,达不到固定的目的。⑤定期进行X线检查,以便了解骨折是否再发生移位,特别是在固定后2个星期内要经常检查,如有移位应及时给予处理(对不稳定性骨折,第一个星期应复查3次,包括X线检查;稳定性骨折第一个星期应复查1次)。⑥在小夹板固定期间应指导患者进行功能锻炼,并向患者及其家属介绍功能锻炼的方法,以求得配合。

(五)夹板固定后的功能锻炼

沈老认为,夹板固定后,应进行适时适当的功能锻炼,而功能锻炼的原则应是由轻到重、由远到近、由小到大、由局部到全身。鼓励患者做能够促进骨折断端愈合的运动,避免做引起骨折断端成角、旋转及造成侧方移位的运动。

上肢骨折经整复固定后,即应做患肢握拳活动,一般每日3次,每次50下左右,肿胀严重者应适当增加握拳次数,并尽量握紧及放松。骨折端纤维连接以后,可逐渐增加到整个上肢的被动和主动相结合的活动,以恢复腕、肘、肩关节的伸屈及抬举等功能,但对会给骨折端带来扭转、成角的运动仍应控制和防止。

下肢骨折经整复固定后,即应抬高患肢,做趾跖关节及踝关节的伸屈运动,一般每小时5次,每次4~5下,并逐渐加大幅度。骨折端纤维连接后,可做小腿抬举运动,伸屈膝关节、髋关节,收缩股四头肌。骨折临床愈合后,可指导患者在双拐辅助下行走,并逐日增加步数,直至弃拐行走。但仍应控制对骨折愈合不利的运动。

第六节 微创疗法

近年来,微创手术、微创外科、微创骨科、微创观念、微创理念已成为热门话题。不少学者做了精辟表述,提出微创是外科操作技术的灵魂,伴随外科学发展壮大而渗透于外科学理论、手术操作技术和辅助器械等的发展过程之中。微创旨在最大限度地减少损伤,是一个整体化观念。

沈老不仅擅长中医骨伤,在骨科手术方面也有极高的造诣。结合历代医家著作及临床实践,沈老认为:筋骨并重理念应贯穿整个治疗过程,筋骨并重的核心是微创与无创理念的精辟写照。在治疗骨折中尤要注意对软组织损伤的认识与处理,对软组织损伤治以活血化瘀、消肿止痛、通理气血,保持功能则更要动静结合;在整复固定骨折时,要注意对筋的保护,固定与活动要科学合理地统一,要适度;而功能的康复更不能舍弃筋的动力功能。但是微创疗法绝非仅仅是小切口,闭合复位手法整复、夹板固定并不一定都是微创的,相反有些粗暴的徒手复位,甚至无麻醉下猛力整复不但会无谓地给患者增加痛苦,且对筋及软组织的损伤甚至可大于手术所造成的伤害,不仅可挫灭皮肤肌肉,甚至还可误伤神经血管,乃至加大骨折损伤程度,使一些简单骨折变成更为复杂的骨折。因此,现提倡在无痛下行轻柔娴熟手法整复或必要时部分开放整复,不仅仅是切口大小,更重要的是减少盲目的或不必要的皮肤肌肉及血管神经的剥离与损伤。沈老强调合理保护,并特别强调尽量少剥离骨膜,尽量保留局部骨折块的血运是促进骨折愈合的重要基础。

随着现代骨科学中关节镜及脊柱内镜的快速发展,很多传统手术已经部分被内窥镜下的微创手术所代替,这与沈老骨伤治疗理念中的筋骨并重、注重微创有着高度的契合,也体现了沈老理念的前瞻性。

第七节　痹与痿

一、痹　病

沈老早年移居贵州省并常年在此工作。贵州省是一个山川秀丽、气候宜人、资源富集、民族众多的内陆山区省份,属亚热带湿润季风气候,气候温暖湿润,年均降水量在 1100～1300 mm 之间,年相对湿度高达 82%,各地湿度值之大以及年内变幅之平稳,是同纬度的我国东部平原地区所少见的。同时,贵州省气候特点在垂直方向差异较大,立体气候明显。宋代窦材《扁鹊心书》曰:"风寒湿三气合而为痹,走注疼痛,或臂腰足膝拘挛,两肘牵急,乃寒邪凑于分肉之间也。方书谓之白虎历节风……痹者,气血凝闭而不行,留滞于五脏之外,合而为病。"沈老结合贵州省特有的地域、气候特点对痹病进行了深入的研究,并在此方面形成了自己独特的观点。

古人多用"痹证"一词描述这一类疾病,《中医内科学》沿用"痹证",但在全国第三次痹证学术会议上,根据本病的症因脉治特点,与会专家认为"痹证"以"证"作为命名,已经不符合疾病诊断规范化要求,鉴于"痹病"名称古亦有之,遂一致同意把"痹证"改为"痹病"。"痹病"作为一级病名比"痹证"更能代表一类疾病,可以囊括更多风湿病,便于学术交流。

自 20 世纪 90 年代初开始,学者们综合历史文献、结合现代研究成果与学科的发展,多数认为以"风湿病"命名这一类疾病是较好的选择。经过多次研讨,确立了痹证、痹病、风湿病并列为一级病名。确立了一级病名后,李满意、娄玉铃等从病因、部位、证候、特征4个角度对风湿病二级病名进行命名与分类,即五淫痹、五体痹、五脏痹、六腑痹、经筋痹、肢体痹、三因三候痹、特殊痹等,建立了符合临床实际、有利于深入研究的命名系统。

中医风湿病大体与西医认为的风湿类疾病相同,是临床上常见多发的一类疑难病,在临床上也常见多学科、多边缘性表现,因此给治疗带来很多不确定性。国内外很多专家专注研究风湿病的治疗,所以在风湿病治疗领域也出现了三足鼎立的局面:中医治疗、西医治疗、中西医结合治疗。

二、五体痹

五体即指皮、肌(肉)、脉、筋、骨,是中医解剖学和生理学上的概念,在人体具有各自不同的作用。五体反映了人体由浅入深的五个不同层次,而五体是风湿病的主要病变部位。五体病变,各自不同,故临床有相应的皮痹、肌痹、脉痹、筋痹、骨痹,即五体痹。

根据发病季节的不同,病邪留着部位的不同而分为五体痹。《黄帝内经》曰:"以冬遇此者为骨痹,以春遇此者为筋痹,以夏遇此者为脉痹,以至阴遇此者为肌痹,以秋遇此者为皮痹。"按由浅至深的顺序,它们分别是:皮痹、肌痹、脉痹、筋痹和骨痹。它们在好发季节、病位、证候特征和预后等方面均有很大区别。

五体痹除具有痹病共有的或痛,或麻木不仁,或寒,或热等之外,又有其独特的地方。皮痹以恶寒较为突出,可伴痒疹或皮肤虫行感;肌痹以麻木不仁和肌肤痛较为突出;脉痹则因血凝不流引起,故应见局部供血不足(肤色白或青)和血管曲张;筋痹以筋挛和关节能屈不能伸为特点;骨痹则以骨节重痛,或骨髓酸痛,或觉寒冷彻骨为特征。筋痹和骨痹都可有挛节(关节活动不利),但筋痹是能屈不能伸,而骨痹则是能伸不能屈。

这样,根据痹病的症状,不难判断痹病的主要病位。另外,五体痹又各有其好发季节:春多筋痹,夏多脉痹,长夏多肌痹,秋多皮痹,冬多骨痹。

对于五体痹的治疗,《黄帝内经》主要在针刺疗法上进行了论述。《素问·长刺节论》谓筋痹"刺筋上为故,刺分肉间,不可中骨也";肌痹"刺大分小分,多发针而深之……无伤筋骨";骨痹"深者刺无伤脉肉为故"。可见,《黄帝内经》对五体痹是强调分部位论治的。

（一）五体痹之间的传变

五体是人体由浅入深的五个不同层次和部位，传变也是由外入内、由浅入深。如金代张从正《儒门事亲》中论述："皮痹不已而成肉痹，肉痹不已而成脉痹，脉痹不已而成筋痹，筋痹不已而成骨痹，久而不已，内舍其合。"

痹为感受风、寒、湿三邪后，邪气留于体内而不去所致。

从外感病邪的机制而言，邪气具有传变的特性。《灵枢·百病始生》中记载："是故虚邪之中人也，始于皮肤……留而不去，则传舍于络脉。"说明病邪会因势而传，并非拘泥于原发部位。外感之邪气往往在病程变化过程中从表入里，从外传内。皮在最表，骨为最里，从功能和生理而言，人体经脉处处相通，五体由经脉相连。

从形态而言，五体之间相互包裹，相互依托。六淫之邪气初起当侵犯体表，由外而内，皮肤为五体之最外，故先犯皮肤。风、寒、湿聚于皮肤不去便成皮痹。由表及里，皮痹久而未去，三淫中于肌肉之中而成肌痹，若肌痹久而不愈，三淫传于血脉而成脉痹，脉痹久而未治，继而入里布散于筋中而成筋痹，三淫居筋中久而不去，继而传入骨成骨痹。

从解剖学而言，皮肤与肌肉紧密相连，皮肤在外保护肌肉，肌肉在内濡养、充实皮肤，所以当三淫入皮中而成皮痹之后，邪气不去继而传入肌肉之中产生肌痹；血脉运行于肌肉中间，肌肉维护血脉的正常运行，当三淫入肌肉之后，邪气不去就可传输于血脉中而成脉痹；筋连于骨，包裹在肌肉血脉之中，当肌肉与血脉皆痹且久而不去，三淫便深入于筋中而成筋痹；骨与筋相连，筋附骨之上，故筋痹久而未去，便可传输于骨之上，而成骨痹。骨痹与筋痹均属于五体痹，两者组织部位相近，病变容易合并出现。从解剖学言，筋骨密切相连；从功能言，筋骨相互为用；从临床学言，两者常兼夹为病。筋痹与骨痹易混淆，需注意鉴别，且因筋骨相连，两者关系密切，往往并见，多有相同之处。如膝骨关节炎（骨痹）患者，关节微屈挛痛，自感"筋紧""筋短"拘挛；强直性脊柱炎（骨痹）患者，腰膝不利，不能屈伸、拘挛。这两种都属骨痹合并筋痹。筋痹和骨痹都可有挛节。筋痹病在筋，以筋急拘挛、抽掣疼痛、关节屈伸不利为主要表现；骨痹病在骨，以骨关节沉重、痛剧为主要表现，甚则强直畸形、拘挛屈曲。一般说来，两者区别即《灵枢·终始》所言："手屈而不伸者，其病在筋；伸而不屈者，其病在骨。"下肢亦同理。另外因筋和骨相连，筋痹日久不愈亦可出现骨痹表现。

综上,当五体感受风、寒、湿而成痹后会由外而内,以皮、脉、肉、筋、骨依次传变。邪气同样也可以直中于五体之任意一体,根据风向的不同,风邪性质会有不同程度的改变,所以根据邪气性质的不同而初中于皮、脉、肉、筋、骨则不同,也并非一定从皮痹向内传变。《灵枢·九宫八风》中记载的"风从南方来……其伤人也……外在于脉……风从西南方来……其伤人也……外在于肌"佐证了这个观点。

(二)五体痹传变为五脏痹

中医认为人体是一个整体,人之五脏六腑与外周体表经络之间存在相对应的关系。脏腑与经络是一一对应的,所以当疾病在不断变化的过程中时,病邪便可以从体表之孙络、浮络传至经络,再由经络传至对应的脏腑中,从而使脏腑受累,影响脏腑功能。

五行学说在中医领域中有着举足轻重的地位。中医将人体划分为五大系统,而用五行之木、火、土、金、水一一相对应,从功能上以木、火、土、金、水的属性来代表人体五大系统的生理功能。《素问·阴阳应象大论》中记载:"神在天为风,在地为木,在体为筋,在脏为肝……在地为火,在体为脉,在脏为心……在地为土,在体为肉,在脏为脾……在地为金,在体为皮毛,在脏为肺……在地为水,在体为骨,在脏为肾。"肝与筋属木,血与脉属火,脾与肉属土,肺与皮毛属金,肾与骨属水,两两之间有着对应关系,即皮肤于秋感受风、寒、湿之邪,痹久而未去循经传里于肺,再复感于邪而成肺痹;同理,血脉于夏感受风、寒、湿,成痹久而未去循经传里于心,再复感于邪而成心痹;肌肉于至阴感受风、寒、湿,成痹久而不去循经可传入脾,再复感于邪而成脾痹;筋于春季受风、寒、湿,成痹久而不去而入于肝成肝痹;骨于冬季受风、寒、湿,成痹久而未去继而入里成肾痹。

由此,五体痹可因治疗不及时或治不得法,再经风、寒、湿三邪深入体内便可加重病情,在五行同一属性中的体与脏之间传变,由五体传入其所合之脏而形成五脏痹。

三、五脏痹

骨痹、筋痹、脉痹、肌痹、皮痹是病邪侵入机体相对表浅的五种痹病。如果久病不愈、正虚邪恋或反复感受外邪,则可内传脏腑产生五脏六腑痹。

肾痹的症候有"善胀,尻以代踵,脊以代头"(《素问·痹论》),"腰痛两脚膝偏枯""两耳虚鸣"(《普济方》)。现代医学的强直性脊柱炎早期症状常为腰骶痛或不适、晨僵,约半数患者以下肢大关节,如髋、膝、踝关节炎症为首发症状,随着病情进展,整个脊柱可自下而上发生强直。先是腰椎前凸消失,进而呈驼背畸形、颈椎活动受限。冯兴华教授认为,肾虚是强直性脊柱炎发病的根本原因。骨与肾关系密切,肾在体合骨,骨病及肾,肾病及骨,骨痹与肾痹可以理解为同一疾病的不同阶段。肾为一身之根本,久病及肾,肾阴阳失调,则脏腑阴阳、周身生命活动无以协调。当骨痹发展至肾痹,则症状较严重,且难治。

肝痹症状与现代医学的某些脊神经疾病(如坐骨神经痛等)相类似,也可见于肩周炎、腱鞘炎,以及一些创伤、慢性劳损等因素引起的肌腱粘连而活动不便的病症。综合文献资料及临床所见,肝痹以关节疼痛拘挛变形、胁满腹胀为主要症状;肝肾同源,肝病及肾时亦可见水肿、腹水,如类风湿性关节炎伴有肝淀粉样变形时,可见肝区不适、肝大,合并肾淀粉样变形时,则"上为引如怀"。

心痹的症状,在外可见发热,面色苍白,肌肉热极,四肢不利,关节红肿热痛;在内则有心中惊恐,气逆喘促,胸中烦闷,甚至出现精神恍惚。现代医学所记载的风湿热并发心肌炎或心脏瓣膜病变的症状与心痹症状极为相似。脉痹可导致心痹。而由于人体气血运行如环无端,血脉营卫,周流不息,以营四末,内注五脏六腑,则脉痹还可传至其他多个脏器。这一点通过周围血管疾病并发症文献调查也可以证实。如脉—肺传变,下肢深静脉血栓、血栓性浅静脉炎的并发症以肺栓塞为多见;脉—肾传变,急性下肢动脉栓塞可能并发代谢性肌肾综合征,多发性大动脉炎导致肾动脉狭窄;脉—肝传变,门脉系统血栓形成可致肝脏病变。可见,脉痹与心痹的关系因气血紧密相连,又因气血循环无端,脉痹还可致其他多脏痹。

脾痹见"四肢怠惰,中州痞塞,隐隐而痛,大便时泻,面黄足肿,不能饮食,肌肉痹而不仁"(《症因脉治》),"四肢解惰,发咳呕汁,上为大塞"(《素问·痹论》)。概括起来,肌痹与脾痹均可见四肢肌肉疼痛、麻木不仁,肢体萎软怠惰,甚至肌肉萎缩。肌痹主要为肌肉症状,其他症状不明显;脾痹则因脾主运化,脾病而运化失调,出现心腹胀满、食即呕吐、胸部痞塞不通等消化系统症状,症状较肌痹严重。而肌痹亦有脾痹之说,脾(肌)痹与现代医学的风湿性多发性肌痛症、多发性肌炎相类似,也可见于重症肌无力、进行性肌营养不良等病。脾主运化,脾主肌肉。如果营卫不和,体虚无力抵御湿邪入侵,湿留体内,常先困脾,脾病则无力运化水湿,水谷精华无法营养和温煦肌肉,造成恶性循环,最终导致严重的后果。临床上多发性肌炎等可伴有咽喉或食管的肌肉病变,或伴有胃癌、肺癌、鼻咽癌等情况,说明肌痹也可致多脏痹,并且多为重症。

肺痹见皮肤麻木,四肢缓弱,肢体肿痛,脚背痛,喘满烦呕。皮痹与肺痹的联系在临床上可见于硬皮病及其并发症,如特发性肺纤维化。特发性肺纤维化常是硬皮病的并发症,进行性呼吸困难是其最突出的症状,部分患者伴有咳嗽、脚痛等;硬皮病除累及肺,还可累及消化道,主要表现为食管排空障碍,胃、十二指肠和小肠张力低,蠕动缓慢,故会出现吞咽困难、恶心呕吐等。皮痹致肺痹可视为硬皮病累及于肺、消化道的表现,实质上是指一种疾病不同阶段的不同表现,未出现呼吸困难时为皮痹,出现呼吸困难时为肺痹。

(一)五脏痹之间的传变

五脏痹不但可由五体痹传变而成,也可因七情内伤,或因饮食不节,或因房劳过度,使五脏之精气受损,五脏气弱而不安,阴阳逆乱,复感风、寒、湿三邪,三邪直中于五脏。《灵枢·百病始生》曰:"喜怒不节则伤脏,脏伤则病起于阴也。"强调了疾病或起于五脏,正如七情等因素伤及五脏,导致脏气衰弱,病邪之气趁机而入里走五脏,合而为病。《素问·痹论》曰:"淫气喘息,痹聚在肺;淫气忧思,痹聚在心;淫气遗溺,痹聚在肾;淫气乏竭,痹聚在肝;淫气肌绝,痹聚在脾。"从中可以看出痹可不经五体而直接发于五脏成五脏痹。风、寒、湿三邪直中肺而成肺痹,直中肝而成肝痹,直中脾而成脾痹,直中心而成心痹,直中肾而成肾痹。既已成五脏痹,在特定时期,痹会在五脏之间传变。《素问·玉机真藏论》所言:"五脏相通,移皆有次,五脏有病,则各传其所胜。"解释了人体之中五脏之间具有关联性,五脏功能紧密联系在一起,五脏之气可以相互传递,邪气亦可传递。而基本传变规律则与五行相生、相克理论密不可分。五行中有相生亦有相克,在五脏疾病相生关系的传变中,会出现"母病及子"和"子盗母气";相克关系的传变中,会出现相乘和相侮的情况。《素问·玉机真藏论》中记载:"病入舍于肺,名曰肺痹……弗治,肺即传而行之肝,病名曰肝痹……弗治,肝传之脾。"可以说明痹在五脏之间的传变规律,在肺成痹未经治愈,邪气传于肝而成肝痹,因肝痹日久而未愈传痹于脾而成脾痹。说明痹在五脏之间的传变以相乘为主,肺(金)痹传肝(木),肝(木)痹传脾(土),脾(土)痹传肾(水),肾(水)痹传心(火)。所以五脏痹之间的传变均为一脏成痹后邪气未尽,继而传于其所克之脏,而使所克之脏亦成痹。

(二)五脏痹传化为五体痹

《素问·痹论》曰:"其入脏者死,其留连筋骨闲者疼久,其留皮肤间者易已。"

说明痹入于五脏中成五脏痹是疾病到了非常严重的程度,时时可危及生命,且既已成五脏痹,盖脏气已虚,脏中精气衰弱,治愈更难。五体痹在于表,五脏痹在于里,邪气由里出表才会出现五脏痹向五体痹传化。然而五脏痹邪已深入而难治,故由五脏痹传化为五体痹在病程发展过程中较少见。

四、痿　病

沈老认为疾病的发生很复杂,并不一定按照人为设定的线路发生、发展,在临床当中可出现直中、逆传等。痹和痿的病机都与肾有密切的关系,都有肢体活动不利、行动不便等共同症状。但两者不同,痹在病机方面主要责之于邪,痿则主要责之于虚,其鉴别要点首先在于痛与不痛。骨痿主要表现为肢体软弱无力而痿废不用,无疼痛症状;而骨痹是以关节疼痛或麻木不仁为主。另外,痹久而不愈,可出现痿的症状。

1.痹传痿

《素问·痿论》中述:"大经空虚,发为肌痹,传为脉痿。"大经,可以理解为大的脉。心崩溲血导致大经脉空虚。脉空则热,卫气盛,荣气微,故发为肌痹也。痹则不通,气血无法荣养,渐渐传化为脉痿。由此可见,痹与痿之间可以相互传变。沈老综合历代医家思想,结合现代医学从以下几个方面阐述痹传痿。

(1)热邪浸淫,肉痿筋弛。《金匮翼》曰:"热痹者,闭热于内也……脏腑经络,先有蓄热,而复遇风寒湿气客之,热为寒郁,气不得通,久之寒亦化热。"即言外感邪气为内热所闭,郁而化热终成痹。《诸病源候论》云:"热毒瓦斯从脏腑出,攻于手足,则热赤肿疼痛也。"即表明脏腑内热可外攻于手足,痹阻经脉。宋代许叔微的《普济本事方》中载:"治风热成历节,攻手指,作赤肿麻木,甚则攻肩背两膝,遇暑热或大便秘即作。"强调外感风热之邪可致痹发生。而热邪亦是致痿的重要原因。《素问·生气通天论》云:"湿热不攘,大筋緛短,小筋弛长,緛短为拘,弛长为痿。"即说明热与湿合致痿发生。《素问·风论》言:"风者善行而数变,腠理开则洒然寒,闭则热而闷,其寒也,则衰食饮,其热也,则消肌肉。"指出风热相合可消铄肌肉。《素问·皮部论》又提出:"邪之始入于皮也……其留于筋骨之间,寒多则筋挛骨痛,热多则筋弛骨消,肉烁䐃破,毛直而败。"即为热邪致筋骨痛缓、肌肉痿弱之症。

沈老认为热邪侵袭人体焦灼津液,使人体体液减少,以致循环不畅,导致痿发生。治疗不及时或不当,可使脏腑肢体失于濡养,久痹成痿。

(2)邪中于经为痹,邪中于络为痿。清代张锡纯于《医学衷中参西录》中提出:"有谓系痰瘀者;有谓系血瘀者;有谓系风寒湿相并而为痹,痹之甚者即令人全体痿废。因痰瘀、血瘀及风寒湿痹皆能阻塞经络也。"表明痹可因风寒湿邪阻滞经络而致痿。清代叶天士于《临证指南医案》中总结东汉张仲景的《金匮要略》理论提出"经热则痹,络热则痿",指出:"大凡邪中于经为痹,邪中于络为痿,今痹痛全止,行走痿弱无力,经脉受伤,阳气不为护持,法当温养通补。"明代李健斋的《医学入门》提出"痹久亦能成痿",因风、寒、湿、热等邪气先中经脉而发为痹,发病日久则久病入络,故而可能肢体瘦削,或同时侵袭经络,痹痿并见。

(3)气虚邪滞。《黄帝内经》曰:"正气存内,邪不可干""荣者,水谷之精气也……卫者,水谷之悍气也……逆其气则病,从其气则愈,不与风寒湿气合,故不为痹。"指出内虚致痹。而论元气虚损致痹者当推《医学衷中参西录》,其曰:"从来治腿疼臂疼者,多责之风寒湿痹,或血瘀、气滞、痰涎凝滞,不知人身之气化壮旺流行,而周身痹者、瘀者、滞者,不治自愈,即偶有不愈,治之亦易为功也,愚临证体验以来,知元气素盛之人,得此病者极少。故凡遇腿疼、臂疼,历久调治不愈者,补其元气以流通之,数载沉疴,亦可随手奏效也。"指出元气不足者易患痹病,更是提出对于久治不愈者当补益元气。而对于气虚致痿,《医学衷中参西录》又言:"痿证之大旨,当分为三端。有肌肉痹木,抑搔不知疼痒者。其人或风寒袭入经络;或痰涎郁塞经络;或风寒痰涎,互相凝结经络之间,以致血脉闭塞,而其原因,实由于胸中大气虚损。盖大气旺,则全体充盛,气化流通,风寒痰涎,皆不能为恙。大气虚,则腠理不固,而风寒易受,脉管湮淤,而痰涎易郁矣。"气血亏虚,则全身血凝滞,加之外来邪气,中于经络,形成痹,发病日久则传变为痿。

2.本痿标痹,痹痿并存

在痿病的不同阶段,痹与痿是可以转化、可以并存的。

(1)肝肾亏虚、筋骨失养为本。《金匮要略》曰:"味酸则伤筋,筋伤则缓,名曰泄。咸则伤骨,骨伤则痿,名曰枯。枯泄相搏,名曰断泄。荣气不通,卫不独行,荣卫俱微,三焦无所御,四属断绝,身体羸瘦,独足肿大,黄汗出,胫冷,假令发热,便为历节也。"过食咸味伤及肾,表明骨痿是骨关节炎的病理基础,而骨痹则是外在表现。

骨关节炎发病之前,关节周围肌肉的萎缩与肌力的减退已开始发生,关节软骨与软骨下骨的退变也远早于疼痛等临床症状的出现,包括软骨基质的代谢失衡与软骨细胞功能数量的异常。《黄帝内经》曰:"女子……六七,三阳脉衰于上,面皆焦,发始白。……男子……六八,阳气衰竭于上,面焦,发鬓颁白。七八,肝气衰,筋不能动。"在中年以后肝气渐衰,为痿病发生的基础。"膝者筋之府,屈伸不能,行则偻附,筋将惫矣。"人体随着年龄的增长,肝肾渐渐衰弱,导致筋骨痿弱。临床可见筋急而挛,膝软动作牵强,或出现痿软而肌力减退等,以肝肾亏虚、筋骨失养为发病基础,故谓"本痿"。

(2)风寒湿痹阻经络、气血运行不畅为标。风寒湿邪阻滞脉道,变生浊毒,弥漫三焦,痹阻关节、脉络,浊毒伤骨,而见肢体重浊、关节肿痛等。疼痛是痹病的主要临床症状,同时也是肝肾亏虚、筋骨失养出现的病理产物,这些产物堆积在人体内,堵塞经络、毒害筋骨。

《黄帝内经》曰:"卧出而风吹之,血凝于肤者为痹,凝于脉者为泣。"进一步指出"所谓痹者,各以其时重感于风寒湿之气也""痹,或痛或不痛,或不仁,或寒或热,或燥或湿"。对于筋痹、脉痹、肌痹、皮痹、骨痹的论述有"病在筋,筋挛节痛,不可以行,名曰筋痹""病在肌肤,肌肤尽痛,名曰肌痹,伤于寒湿""在于皮则寒""病在骨,骨重不可举,骨髓酸痛,寒气至,名曰骨痹"。外邪客于筋所致的痹病,表现为筋挛节痛;外邪阻滞血脉所致的痹病,症见瘀血停滞,肌肤色变等;寒湿侵袭肌肤所致的痹病,症见肌肉痿弱,皮肤麻木不仁、疼痛等,即指外邪侵袭皮毛所致,表现为肤冷痛痒;外邪内搏于骨而所致的痹病,症见骨节疼痛,四肢沉重难举。

五、肾虚是关键

沈老认为肾虚是痹病发生的关键,肾气亏虚为痹病发生的病理基础。痹病的病位在骨,骨与肾密切相关。肾为先天之本,藏精气,主骨,生髓,肾坚则髓有所充,骨有所养,而肾精的亏虚及肾之阴阳失衡均会成为痹病的病因。在痹病的发病过程中,外感风寒湿邪侵入肾,中于络,痹乎肾,导致肾的虚损;在人的生命过程中,随着年龄的增长,肾中精气日渐衰惫;任何其他脏腑的虚衰亦导致肾阴肾阳不足;先天不足、房劳过度等亦会导致肾虚。

目前诸多学者从"肾主骨"理论出发利用现代研究手段去揭示肾与骨之间的关系。学者们发现肾实质上作为一个复杂的内分泌器官,通过影响促红细胞生成素的生成、影响钙磷代谢、激活维生素 D_3、影响激素的分泌等,发挥其促进骨骼生长、调节骨代谢的作用。诸多学者结合现代细胞及分子生物学技术,对补肾中药治疗痹病的机制展开探索,发现补肾类中药及方剂具有改变骨骼局部病理形态,调节体内多种物质代谢,影响各类细胞因子活性、调整局部骨重建,并能对相关基因产生调节作用,以及影响相关信号传导通路,并通过这些作用改善机体整体的肾虚状态及骨骼局部的病理状态,从而达到治愈和延缓疾病发展的目的。这些信息均体现了肾虚是痹病发生的关键因素。

六、瘀血是根本

沈老认为瘀血是痹病发生的根本。在痹病的发病过程中,瘀血最初作为病理因素引起痹病,其后又作为病理机制贯穿于痹病发病的整个过程。清代沈金鳌《杂病源流犀烛》论述:"痹者,闭也,三气杂至,壅闭经络,血气不行,不能随时祛散,故久而为痹。"说明了风、寒、湿三邪侵袭人体,导致气血运行受阻,是痹病的主要病理环节。清代王清任更是在《医林改错》中针对外伤致痹提出,跌打损伤造成体内出血,离经之血未能及时消散,瘀积于筋骨关节,阻碍气血运行,筋骨关节失去濡养,而发为痹。五脏一体,气血津液的正常运行离不开五脏功能的正常发挥。外邪侵袭或痹病日久导致五脏中的任何一脏虚损,均会形成瘀血的病变,阻塞经络,痹阻肢体关节,可能会因瘀致痹或致痹加重。

血液为骨骼的生长发育提供钙及营养物质,瘀血所引起的血液流变学异常,必然会影响到营养物质的输送,进而阻碍骨细胞正常的新陈代谢,破坏骨组织的正常理化环境,导致骨骼退化。学者们运用现代医学技术,探讨瘀血与骨质疏松症、强直性脊柱炎、类风湿性关节炎等的相关性,从宏观、微观层面,对血流速度、血液成分、多种细胞因子及细胞形态等进行研究,这些研究结果从微观层面客观论证了痹病与瘀血之间有着密切联系。黄清春等运用活血类中药或方剂治疗痹病,证实可改善疼痛、麻木、肿胀等临床症状,以及机体发病过程中所引起的血液黏稠度增高、血小板黏附率增高、炎症因子释放等病理变化。从侧面佐证了瘀血在痹病发病过程中作为致病因素或病理产物而存在的合理性。

七、风、寒、湿是外因

沈老认为风、寒、湿三邪是痹病的重要外因。"风为百病之长",风邪侵袭人体不同的脏腑组织时,均可使它们发生相应的病证,其他外邪如寒、湿邪气,常常依附于风邪侵袭人体而致病。风、寒、湿作为致痹的外因,与肾虚和瘀血有着密切关联。风为阳邪,性升扬开泄,善行数变,其侵犯人体多从皮毛腠理入而行于表;寒湿皆为阴邪,易伤阳气,机体气血津液的运行全赖阳气的温煦和推动。寒性凝滞而收引,湿性黏滞而重浊,寒湿邪气侵袭人体皆易致阳气不足,引起气血流通不畅出现凝结,经络涩滞不通,而成瘀血。当人体正气亏虚,营卫失和,腠理疏松,机体抵御外邪能力下降,风、寒、湿会作为致病之外因侵袭人体,引起气血流通不畅,而致瘀血,此时瘀血作为致病因素而导致痹病的发生。同样,风邪作为致病先导,寒湿邪气相挟而入,阴邪重浊留滞导致肾阳虚损。肾阳不足一方面导致卫外能力下降,另一方面阳气无力推动血液运行即造成瘀血。以上皆说明了风、寒、湿作为外因在痹病发病中的意义。

总而言之,沈老认为在痹病发生过程中风、寒、湿是重要外因,肾虚是发病的关键,且自始至终都存在不同程度的瘀血。此外,外感热邪、情志失调及外伤亦是引起痹病的重要病因。痹病的进一步发展也可造成任何脏腑气血阴阳的亏损,日久都会引起肾阴、肾阳的不足,说明肾虚是痹病发生和发展的关键。

八、痹病、痿病的治疗

1.首在预防

"治未病"理论源于古代防患于未然的预防思想。《周易》:"水在火上,既济,君子以思患而预防之。"这是中医"治未病"理论的萌芽。《黄帝内经》提出:"圣人不治已病治未病,不治已乱治未乱。"同样,沈老认为对于痹病、痿病的治疗,或防止痹、痿进一步传变,首要是"不治已病治未病"。

(1)未病先防。人体正气是指以五脏为中心,以阴阳、气血、精津为功能特性的脏腑功能活动。正气虚表现为在脏腑功能失调基础上的阴阳、气血、精津的运动变化失常。正气不足是痿病发生的根本原因,邪气侵犯机体是痿病发生发展的次要原因,正气与邪气两者之间的盛衰关系着痿病的发展及预后。因此,中医对已发痿病和"未病"的防治中,扶正祛邪是一重要法则。《灵枢·逆顺》:"上工,刺其未生者也,其次刺其未盛者也,其次刺其已衰者也。"区别于对已发痿病的治疗,"治未病"是邪气未生,正气充盛;邪气未盛,正气损伤不重;邪气衰退正气欲复时的邪气尚弱或渐退,正气尚强或欲恢复。强调正气的盛衰是"治未病"的关键所在;确立了以扶助正气为主,防止痿病发生及因正气损伤而发展、传变的"治未病"原则。由此可明确在痿病发生发展过程中,"治未病"的时机应是:正未虚邪将至,无痿病症状时;邪方至正始虚,还未出现明显痿病及痿病传化症状时;病初愈邪气退,正气渐复,痿病易复发时。

(2)已病早治。早发现、早诊断、早治疗、早康复、早受益(即"五早"),对此国内外已有广泛认识,旨在突出早期治疗,是"治未病"的防患原则。先兆症状、体征变化是贯彻"五早"方针的关键,要重视先兆,及时防治,把痿病消灭在起始或初期阶段。早期合理的治疗,可以降低致残率、减少医疗费用、减少社会负担,同时更能提高患者的生存质量和生活指数。

(3)既病防变。"治未病"时机包含了痿病将要发生与痿病将要传变,因此《黄帝内经》"治未病"内容包括病前养护正气,防痿病发生;病早救护正气,防病已成;病中先机扶正,阻断传变。痿病一旦发生,会按着一定的规律传变,因此,尽早采取措施,强健可能会被殃及的"未病"脏腑,截断传变途径,是"治未病"的重要思想之一。

2.补肾活血

肾主骨,肝主筋,骨伤科痿病的发生大多跟肝肾有关。年老肾衰,肾中精气不足,无以生髓养骨而致骨痿软乏力,加之老年人气虚不能推动血液正常流通,日久则致痹,痹阻经络,经络不通则出现疼痛、功能障碍。若有血瘀则可致气血运行障碍,营养物质不能濡养脏腑,引起肝、脾、肾俱虚而加重骨质疏松的症状。

沈老认为很大一部分骨伤科痿病可以从肾论治,加以活血。不管是骨痿还是骨痹,都有肾虚这一潜在因素影响。

(1)补肾。《黄帝内经》和《难经》集秦汉以前医学之大成,建立了以脏象为核心的基本理论体系,为虚证理论的形成奠定了坚实的基础。《素问·通评虚实论》中提出了"精气夺则虚"的观点,认为精气亏损是虚证的前提。《素问·上古天真论》曰:"丈夫……五八,肾气衰,发堕齿槁……七八,肝气衰,筋不能动,天癸竭,精少,肾脏衰,形体皆极。"《灵枢·天年》曰:"九十岁,肾气焦,四脏经脉空虚。"可见古人已认识到肾虚表现从 40 岁左右开始,并随着年龄的增长而日益明显。后世医家对补肾的理解进一步加深,认为腰痹根源于肾虚。《素问·脉要精微论》提出:"腰者,肾之府,转摇不能,肾将惫矣。"肾虚精亏,筋脉失养,是腰痛主要病因之一,治疗以补肾填精为主。因此,沈老提出用丹仙康骨胶囊治疗骨伤科的一系列痿病,下文会有详细论述。

(2)活血。活血化瘀法是针对中医血瘀证而设立的,其形成历史悠久,应用广泛,发展迅速,自古以来为众多医家所重视。

《黄帝内经》中无"瘀血"一词,但有"血凝涩""脉不通"等30多种近似瘀血名称的记载,还在一些篇章里讲述了瘀血产生的原因和瘀血所导致的症状。瘀血是气滞的病理产物,"气行则血行",气滞同样也是痹病和痿病产生的重要原因。活血化瘀法是根据"补不足,损有余"的理论形成的,其作用在于消散瘀滞。在治疗上,《黄帝内经》提出以疏决通导为主的基本治则。如《素问·至真要大论》提出"坚者削之……结者散之",《灵枢·小针解》也提出"宛陈则除之者,去血脉也"。上述理论就是活血化瘀法的理论雏形,提出了活血化瘀的基本概念,为后世历代医家研究、发展活血化瘀理论及创制活血化瘀方奠定了理论基础。

叶天士倡导"通络"之说,在痹病、痛证等多种病症中广泛应用了活血化瘀通络的药物。王清任对活血化瘀学说贡献尤大,更在活血化瘀法的运用中做出了大胆创新,他的《医林改错》一书就是瘀血的专著,该书中列出了50多种血瘀证,提出补气活血、逐瘀活血两个治疗原则。继王清任之后,医家唐容川对活血化瘀学说也有较大贡献,他著有《血证论》,把消瘀法作为活血四法(止血、消瘀、宁血、补血)之一,并按不同部位进行辨证论治。

3.痹病重在通络,痿病重在补虚

《黄帝内经》以后的医籍,对痹病病因病机的论述都以《黄帝内经》的病因病机理论为基础,即"风寒湿三气杂至,合而为痹也"。沈老指出此处的"合"不是指风、寒、湿三气"共同"侵袭人体的意思,"合"为表里相关的意思,如风、寒、湿三气侵入人体时,人体中五脏中的某一脏器虚弱,即互为表里(内外)的部位发生痹病,外邪入侵,脾脏虚弱时,即发为肉痹,肝脏虚弱时,发为筋痹等。"痹"主要的意思是经络瘀滞不通,而后导致的各种症状,因此痹病的治法主要是通络。

《黄帝内经》曰:"肺热叶焦,则皮毛虚弱,急薄者则生痿躄也;心气热……虚则生脉痿……肝气热……发为筋痿;脾气热……发为肉痿;肾气热……发为骨痿。"痿病与外邪乘虚而入有关,基础仍是本虚,治法也以补虚为主。

九、补肾活血法

在以上痹、痿传变及预防治疗中沈老尤其注重补肾活血法,并由此提出补肾活血法治疗痹病、痿病的主导思想。

(一)补肾活血法的理论内涵

肾为先天之本,又为阴阳之本,是中医脏象学说的重要脏腑之一。肾藏精,精化气,气分阴阳。肾精以先天之精为主体,加之部分后天之精融合而成。肾精具有促进人体生长发育与生殖的作用。在人的生命过程中,男女规律性的生长发育和生殖方面的变化均与肾藏精的生理功能密切相关。肾精化肾气,肾气分阴阳两部分。肾阴又称真阴、真水、元阴,是一身阴气的根本,五脏之阴皆以此为根;肾阳又称真阳、真火、元阳,是一身阳气的根本,五脏之阳皆以此为本。

血,即血液,是人体内循环流动于脉中的富有营养的红色液态物质,是构成人体和维持人体生命活动的基本物质之一。血的生成、运行及功能的发挥,与脏腑、经络、精气、津液的生理功能密切相关。血液的正常运行需要脉道通利、气血充足、阴阳平衡,尤其需要心、肺、肝、脾四脏生理功能的配合。而肾为五脏阴阳之本,又为先天之本,不仅与血液的正常运行密切相关,而且在维持五脏正常生理、病理之中具有重要的地位。如《医学入门》所言:"血乃水谷之精变成,生化于脾,生息于心,藏于肝,布于肺,施于肾。"说明血液的生成、运行和调节与心、肝、脾、肺、肾五脏均有密切关系。五脏功能协调,血才能生化有源,发挥正常的生理效应,以维持正常的生命活动。

1.血与肝、心、脾、肺

脾胃运化水谷精微,化生为血,贯注于脉,贮存于肝,肝脏根据人体的生理需要量发挥调节血量的功能。诸血皆统于脾,脾气健旺则能控摄血液在脉中正常运行,而不溢于血管之外。心主血脉,是血液运行的枢纽和动力,推动血液在脉中运行全身。肺主一身之气,调节全身的气机,血液由心向四周布散,亦有赖于肺气的敷布和调节。

(1)血与肝。明代戴思恭在《推求师意》中提到"肝为阳,主疏泄",这是首次明确地将"肝主疏泄"作为生理功能提出。而后薛己在《内科摘要》再次提及"肝主疏泄"，进一步肯定了肝主疏泄的生理功能。肝主疏泄是指肝维持全身气机的畅达。肝主疏泄功能正常，则全身气机调畅，血运通达，才能保证血液正常运行。此外，肝脏亦有藏血的功能，早在《黄帝内经》中已有"肝藏血"一词。沈金鳌则在《杂病源流犀烛》中言"其职主藏血而摄血"。肝具有收摄、约束血液，防止出血的功能。随着众医家对肝脏生理功能认识的深入，具体把肝藏血的功能总结为储藏血液、防止出血和调节血量三方面。肝的疏泄与藏血之间相辅相成，相互为用，即体现于气与血的和调。气机调畅，血运畅达，藏血才有保障；藏血功能正常，则发挥血的正常作用，气机才能疏通畅达。

（2）血与心。《黄帝内经》中血与心的相关论述已相当丰富，如"诸血者，皆属于心""心主身之血脉"等。宋代杨士瀛在《仁斋直指方论》中论及"夫肝藏血而心主之"，认为诸经之血皆有赖心气的推动而得运行。心气作为脏腑之气的一种，主要由心精化生，并与宗气中贯心脉、行血气的部分相合而成，是推动和调控心脏搏动、脉管舒缩及精神活动的极细微的物质。心气推动和调控血液在脉道中运行，使血液流注全身，发挥营养和滋润的作用，如心的气血亏损，或受病邪侵袭，影响心主血的功能，就会产生血行不畅或血脉空虚等病理变化。正如《灵枢·经脉》中言："手少阴气绝，则脉不通，脉不通则血不流，血不流，则发色不泽，故其面黑如漆柴者，血先死。"明确提出手少阴心经气虚导致血瘀而产生的病理影响。黄初宜通过研究将心气调控血行的内在机理总结为五个方面：一是心气鼓动心脏搏动及司脉管舒缩是维持血行正常的基本前提，二是心气充沛保持营血化生充足为血行正常提供物质保障，三是宗气贯心为维持一身气血运行提供动力支持，四是心君之火激发肾中元气滋养五脏之阴阳是维持血行正常的内在依据，五是心之阴阳相合是保持心神清明、五脏气机升降有序及血行正常的重要条件。

心主血脉是基于五行学说提出的理论，其中的"心"并非完全指解剖之"心"，"血"也并非完全指"血液"，同样脉也并非完全指"血管"，但一般可对比现代医学中的"心""血""脉"。现代医学通过解剖学发现循环系统由心脏和血管组成，心脏是推动血液运行的动力器官，血管是血液流动的管道，心脏节律的搏动、舒缩将血液由心脏泵出，经动脉输送至全身脏腑组织，再经静脉回流于心脏。

（3）血与脾。传统中医理论指出，脾属脏，其主要生理功能是运化、升清和统血。其中脾统血是指脾具有统摄血液在脉中运行而不溢出脉的功能。有关脾统血的论述，直到薛己在《女科撮要》中才提及"脾统血"。明代张介宾《景岳全书》中认为："脾统血，脾气虚则不能收摄；脾化血，脾气虚则不能运化。"程国彭《医学心悟》

亦论述到："凡治血症,不论阴阳,俱以照顾脾胃为收功良策。"可见"脾统血"理论在明清时期才被众多医家认可和应用。然而,"脾统血"实际上亦是气的固摄功能的具体体现,与气能摄血是统一的,这也与脾为气血生化之源是密切相关的。纪立金却认为脾气统摄血液是由脾的阴阳两个方面共同决定的,脾阴有向内凝聚作用,脾阳有向外、外散化气的作用,可防止血液凝滞,共同维持血液的正常生理状态。

《难经》记载:"脾重二斤三两,扁广三寸,长五寸,有散膏半斤,主裹血,温五脏,主藏意。"中医的"脾"在现代医学的具体脏器上一直没有明确的定义,脾的生理功能几乎涵盖了西医中整个消化系统的范围。陈素美从近20年相关文献研究总结出脾统血功能的发挥主要基于凝血因子和微循环。沈迪等通过临床研究发现"脾不统血"是慢性反复出血的发病机制,半数病例可能与血小板聚集功能缺陷有关。徐重明亦发现脾虚、脾不统血患者的血小板黏附、聚集、收缩功能下降,血小板对毛细血管的支持、营养作用降低,毛细血管脆性增加,进而出现出血症状。李兴华等通过实验研究发现补肾健脾方能够缩短出血、凝血时间,其作用机理可能与激活内源性和外源性凝血系统、凝血因子,促进凝血酶原生成有关。"脾统血"除了血液本身的因素外,还与血管的因素密切相关。马宗林等研究发现脾虚证存在明显甲襞与舌微循环障碍,经健脾方药治疗后,临床症状改善的同时,外周循环障碍亦得到明显改善。目前中医"脾不统血"的现代医学认识主要有血管因素、血小板因素、凝血因子因素三方面。从五脏一体观理论来看,血液的生成、运行是多脏腑协同作用的结果,脾作为后天之本,又为气血生化之源,在此过程中扮演着重要的角色,在现代医学中也找到了一些相关联的生物学基础,但结论的提出尚需时日,相信随着科学技术的发展,中医脾的功能将会得到更深入的认知,从而更好地指导临床。

(4)血与肺。《黄帝内经》提到"经气归于肺,肺朝百脉",是对肺、对血液生成、运行作用的高度概括,亦是现代中医理论的重要内容之一。历代医家对于"肺朝百脉"多有论述,张介宾《类经》有云:"精淫于脉,脉流于经,经脉流通,必由于气,气主于肺,故为百脉之朝会。""肺朝百脉"的生理作用是助心行血。全身的血液均统属于心,心气是推动血液运行的基本动力。而血液的运行又赖于肺气的推动调节。肺的呼吸功能正常,才能促进宗气的生成及调节全身的气机,从而促进血液运行。正如《黄帝内经》所言:"肺者,相傅之官,治节出焉。"心为君主之官,肺主治节,如辅佐君王治理国家的宰相。君有良相,治国有方,则国泰民安;若有明君而无良相,亦难成强盛之邦。于人而言,肺健无病,则气调血行;若肺气虚弱,不能助心行血,则可导致血行不畅、瘀滞血脉。正如彭青和所言,肺气和则百脉流通,肺气功能失常则百脉皆瘀。此外,血液的生成与肺之间亦存在相关性,如《黄帝内经》记载:"中焦亦并胃中,出上焦之后,……蒸津液,化其精微,上注于肺脉,乃化而为血,以奉生身。"描述了脾胃运化的水谷精微,向上传注到肺脉,通过肺的作用,生成血液营气,以供养全身,维持正常生命活动。

有关"肺朝百脉"的认识,医学界普遍认为"朝"为"朝见、朝会"之意。近年来有人认为,朝还应作"潮动"理解,即肺使气血"似潮汐节律"按时循经流注,盛衰有序,布达周身。从而把"肺朝百脉"的临床意义归结为二:一是"肺朝百脉",助心行血;二是"肺潮百脉",因时制宜。臧国栋通过研究证实,"肺朝百脉"不仅说明肺脏是一个呼吸器官,而且肺与血液循环系统之间有着非常密切的联系。武珊珊亦提出:在一个相当长的时间内,医学界认为肺仅仅是一个呼吸器官。直到1953年Gaddum证实肺具有灭活5-羟色胺的作用后,人们才逐渐认识到肺参与合成、降解、移除及释放生物体内某些血管活性物质的过程。近10年来已确立肺不仅是一个呼吸器官,而且是一个复杂的代谢器官的概念。特别是肺能够代谢循环血液中的某些生物活性物质,对维持机体内环境的稳定起着重要的作用。有研究发现,肺是前列腺素、血栓素合成及代谢的主要器官之一,在肺发生严重疾患时,会导致前列腺素和血栓素的合成增加,而灭活能力减低。5-羟色胺、血栓素B_2、前列腺素作为肺内代谢的血管活性物质,肺通过对其活化、灭活或代谢,以维持人体循环系统抗凝血与凝血机制的动态平衡,从而保证循环系统中血液流变的稳定性。肺还可通过调节血管的收缩与舒张,达到调节血容量与血压的目的。

传统中医理论中"肺朝百脉,主治节"是对肺、血、脉相互作用的高度概括,其具体主要体现在肺参与血液的生成与运行。基于现代科技和实验手段的一些研究发现,许多血管活性物质的代谢与肺相关。这些物质有的作用于肺本身,有的作用于血液循环及其他脏腑或组织,是对"肺朝百脉"理论最有利的论证。

2.血与肾

血液的正常运行离不开气血充足、阴阳平衡及各脏腑生理功能的密切配合。肾藏精,精化气,气分阴阳。肾精可以化血,是血液化生的本源。肾作为阴阳之根本,对全身阴阳平衡的协调起着至关重要的作用。一方面肾与心、肝、脾、肺四脏生理及病理上的相互影响,可影响到血液的正常运行;另一方面肾之精、气、阴、阳虚损亦可导致血液运行异常。

血液充足关系到脉道的充盈,可影响血液的运行。《黄帝内经》中的"二七而天癸至……七七任脉虚""肾生骨髓""骨髓坚固,气血皆从"等均已体现肾在血液生成过程中的重要作用。后世医家在此基础上对肾生血认识不断深入。明代王肯堂在《证治准绳》中更为精确地论述到:"心肾者,气血之母也。"而明代李中梓在其《病机沙篆》中又明确提及"血之源头在乎肾"。可见,对肾作为血液生成的源头,古代医家早有认识。现代医学认为骨髓具有造血功能,与中医对肾主骨、生髓、化血功能的认识具有高度一致性。有学者认为中医理论中的肾精与干细胞密切相关。还有研究证实肾精的充足对造血干细胞的增殖、分化具有促进作用。现代研究已证实肾是一个重要的内分泌器官,可合成促红细胞生成素,作用于骨髓,从而发挥造血作用。

《诸病源候论》有言:"血之在身,随气而行。"《血证论》亦有曰:"运血者,气也。"血液正常循行需要两种力,即气的推动力和固摄力,其推动力促进血液运行,其固摄力防止血液溢出脉外。气的根源离不开肾。藏于肾的先天之精作为气生成的主要物质,受后天水谷之精的不断充实,充分发挥先天之精的生理效应,以构成每个组织器官之气的基础。因此,肾精的虚损必定影响气的生成,出现气虚,进而导致血行失常。如《医林改错》所记载"元气既虚,必不能达于血管,血管无气,必停留而瘀",道出了气的推动力受损引起血液瘀滞的改变。再如《医学入门》提到肾"纳气、收血、化精,……故曰封藏之本",即说明肾气具有固摄力,以防止血溢出脉外。有学者研究发现,具有温肾功效的中药如淫羊藿、补骨脂、肉桂等具有类似于活血化瘀的作用,均有促进血液循环,改善微循环及防止血栓形成的作用。在临床中,治疗妇科崩漏往往以补肾为本。除此之外,因肾气不固导致的耳中渗血、血精、尿血等,治疗上亦以补肾摄血为治则,这从侧面佐证了肾的功能正常是血液正常运行的保障。

清代周学海《读医随笔》曰:"阳虚血必凝……阴虚血必滞。"充分说明阴阳的协调平衡在血液运行过程中发挥着至关重要的作用。血属阴而主静,血液的正常运行还需在机体阴阳平衡的前提下依赖阳气的温煦作用。肾为水火之宅,内藏阴阳,为一身阴阳之本,与血之间亦存在密切联系。一方面,肾阴和肾阳为各脏腑阴阳之根本,肾阴和肾阳的动态失衡会导致其他脏腑的阴阳失调,进而影响血液的化生与运行。正如《景岳全书》所言:"五脏之阴气,非此不能滋,五脏之阳气,非此不能发。"体现出肾阴化生的阴血津液及肾阳所化生的阳气对各脏腑组织起着滋养、濡润和温煦、推动作用。《读医随笔》有记载:"血者,水谷之精微,得命门真火蒸化……其浊者为血,清者为津。"体现了肾阳在脾胃运化腐熟水谷过程中发挥温煦作用,间接为血液的化生提供动力。《血证论》言:"肾中之阳,达于肝,则木温而血和。"则体现了肾阳化气升阳,发挥其温养、推动之功于肝以保障肝功能的正常发挥,进而维持血液调和。另一方面,肾阴、肾阳亏损直接影响血液的化生、血行或导致血瘀。

3.肾与他脏

人体各个脏腑都具有不同的生理功能,相互之间存在着密切联系。从五行学说的相生相克,到脏腑相关理论,都说明了每个脏器不是孤立存在的,每一脏与其他四脏之间都存在相互促进和抑制的作用。精、气、血、津液是构成人体的基本物质,各个脏器正常的生理活动是气血等在体内正常生成及代谢的前提。如《血证论》曰:"血生于心火而下藏于肝,气生于肾水而上主于肺,其间运上下者,脾也。"体现了五脏对气血在体内生成及运行过程中发挥的重要作用。肾与其他四脏之间的关系非常密切。下面结合中医学理论及现代医学研究对肾与肝、心、脾、肺四脏之间的关系逐一进行分析。

(1)肾与肝。自古以来人们就已经认识到肝肾关系密切。《黄帝内经》曰:"咸生肾,肾生骨髓,髓生肝。"又曰:"肾肝并沉为石水,并浮为风水,并虚为死。"这是肝肾在生理、病理上密切相关的最早记载。汉代的华佗、唐代的孙思邈,以及宋代的赵佶、钱乙等对肝肾之间的关系皆有研究,进一步明晰了肝肾在生理、病理上的联系。肝肾同源理论在明清时期形成并得以发展,标志着人们对肝肾密切相关的认识进入新的阶段。现代医家将肝与肾的关系主要概括为:精血互生、藏泻互用、阴阳互滋互制、生发涵养协调,以及肝肾经络相交等。肝主疏泄、主藏血,肾主封藏、主藏精。精血属阴,为肝肾之阴的重要组成部分。肝肾之阴可相互滋养,肾精肝血亦能相互化生,故言精血互生。肝主疏泄可使肾开合有度,肾主封藏可制约肝气疏泄太过,故曰肝肾藏泻互用。另外,肝属木,肾属水,肾水可制约肝阳偏亢,肾阳则可温煦肝阳不足,保证肝肾阴阳平衡,故曰阴阳互滋互制、生发涵养协调。

近年来,许多医家针对"肝肾同源"进行了诸多研究,将该理论运用于腰椎间盘突出症、膝骨关节炎、骨质疏松症等临床及基础研究,均取得一定进展。陈攀等从细胞水平研究认为肝肾"藏泻互用"内涵可体现为对神经干细胞的增殖、迁移与分化的协调平衡作用。基于"肝肾同源"理论,结合现代医学观点及技术手段,学者们从最初单一的肝肾功能及物质基础的研究到目前将肝肾与物质联系起来研究,极大地深化和提高了"肝肾同源"的理论认识。

(2)肾与心。历代医家对心肾相关的论述颇多,其水火理论源于阴阳五行学说,始于《黄帝内经》。《黄帝内经》曰:"肾足少阴之脉,起于小趾之下……其支者,从肺出络心,注胸中。"又曰:"心之合脉也,其荣色也,其主肾也。"此后,张仲景在《伤寒论》中道出了心肾同病的病理,并论述了心肾在生理、病理上的关系,治疗上也体现了心病治肾的思想。晋代皇甫谧在《针灸甲乙经》中言:"心者,火也;肾者,水也,水火既济。"明确论述了心肾阴阳互相既济的特点。明代周之千在《慎斋遗书》中言:"心肾相交,全凭升降,而心气之降,由于肾气之升,肾气之升,又因心气之降。夫肾属水,火性炎上,如何而降?盖因火中有真阴,故火亦随阴而降至于肾,则生肾中之水。升降者水火,其所以使之升降者,水火中之真阴真阳也。"准确详细地阐述了心肾相关理论,被称为"心肾相交""水火既济"。清代傅青主《傅青主男科》记载:"肾无心火则水寒,心无肾水则火炽,心必得肾水以滋润,肾必得心火以温暖。"详细指出了心肾之间必须保持水火相济,以达阴阳平衡,才能保持机体协调平衡。经历代医家发展,心肾相关理论不断完善,现已成为五脏相关理论的重要组成部分。有关心与肾的关系,现行中医教材除论及心肾相交外,还认为心肾之间存在精神互用的关系。心主藏神,为人体生命活动的主宰,肾藏精,精可生髓以充脑,脑为元神之府,神旺可以聚精,聚精可以全神,故称精神互用。

于凌通过对古代医案研究分析,指出心肾之间存在任何其他两脏无法比拟的密切联系,提出心肾共同主宰人身之阳气,并涉及多个脏腑的相互协调,以及脑、舌、耳均为心肾共主的观点。但李成文等认为心肾相交理论错用五行理论、混淆阴阳属性,并与心肾阴阳水火的生理概念相矛盾,难以指导临床。目前,心肾相关理论涉及现代医学的呼吸、循环、免疫及造血等多个系统的功能,学者们将"心肾相交"原理运用于心肾综合征、心律失常等多种疾病的治疗,并取得了较好的疗效。亦有实验表明,温通心阳、交通心肾的方药,通过抑制骨细胞坏死促进钙磷沉积,增强骨细胞活力,生成骨基质改善微循环,濡养骨组织,能有效防治股骨头缺血性坏死。

(3)肾与脾。脾肾相关理论在历代均受到医家们的重视,对该理论的认识也逐渐深入,理论体系日臻形成并不断发展和完善。《黄帝内经》中的"弗治,脾传之肾""肾移热于脾",以及《难经》中的"假令心病传肺,肺传肝,肝传脾,脾传肾"皆体现出脾肾之间所存在的联系。虽然记载内容不多,且比较抽象,但毕竟是最早的史料记载,其奠定了脾肾相关理论的基础。张仲景进一步明确提出肾阳虚是脾阳虚的进一步发展的观点。孙思邈和许叔微分别提出"补肾不若补脾"及"补脾不若补肾"的说法,均体现了脾肾之间的密切关联。基于脾肾之间的密切联系及在人体中的重要地位,李中梓进一步提出"肾为先天之本,脾为后天之本"的观点,认为肾藏精,源于先天,为先天之本,脾运化水谷精微,化生气血,为后天之本,先天与后天相互促进,缺一不可。《景岳全书》曰:"水谷之海本赖先天为之主,而精血之海又必赖后天为之资。"同样说明了脾肾之间相互资助。

正因脾肾之间密切的相关性引起众多学者的关注,与其有关的临床和基础研究涉及各个系统疾病。同时,在现代医学的影响下,学者们越来越重视生理病理机制的研究,大家观点不一,各有见解。高守泉等指出铁、锌、铜及性激素物质可能是脾肾相关物质基础之一。陈芝喜等结合中医理论,从临床治疗着手研究发现健脾补肾药对下丘脑 – 垂体 – 甲状腺轴等具有调节作用。蔺晓源基于脾肾相关理论提出肾通于脑而又与脑肠轴密切联系的观点。学者们亦将脾肾相关理论用于重症肌无力等疾病的临床研究,证实该理论对临床疾病的治疗具有指导意义。

(4)肾与肺。《黄帝内经》提到"肾足少阴之脉……其直者,从肾上贯肝膈,入肺中""肾上连肺",认为肺肾之间通过经脉相连,经气互通,为肺肾相关初步奠定了理论基础。《黄帝内经》曰"天气通于肺"是当时对肺主呼吸最直观的认识;又曰"诸气者,皆属于肺"。可以看出当时医家们已经明确地认识到肺主气、司呼吸,与现代医学基本相符。对于肾来说,《黄帝内经》亦有记载:"度水跌仆,喘出于肾与骨。"可以看出,此时期医家们对肾在呼吸过程中起到纳气作用的认识已经相当明确。有关肺与肾主呼吸的理论随着各代医家认识的不断深入,体系也逐渐完善。基于肺肾两脏在人体呼吸过程中的重要地位,清代林佩琴在《类证治裁》中言明了在呼吸运动过程中,肺主呼吸之气,肾主纳气,肺肾配合,共同完成呼吸运动。同时,肺在司呼吸中,其气肃降,有利于肾之纳气;而肾气充足,摄纳有权,也有利于肺气肃降。

肺肾二脏还共同参与津液的代谢。《黄帝内经》中的"肾者水藏,主津液""肾者主水",以及清代汪昂《医方集解》中记载的"肺为水之上源"均体现出古人对于肺肾共主水液代谢的认识。在人体水液代谢过程中,肺主通调水道,肺通过宣发作用使水液中清者向上向外布散以达周身,而水中浊者则由肺的肃降功能下输于肾,有助于肾气化水液;肾为主水之脏,肾气推动,肾阳蒸腾,有利于肺的通调。肺肾二脏相互协同,共主津液代谢。

肾阴和肾阳为全身阴阳之根本,肺肾阴阳之间存在互滋互用的关系。肾阳温煦着各个脏腑,对肺中津液的输布有促进作用;肾阴则上滋于肺,使肺阴保持充足。反之,肺亦影响着肾功能的发挥。在五行与五脏配属中,肺属金,肾属水,肺肾之间金水相生。徐静通过探析"金生水"肺肾关系的实质,提出肺金之气足有助于促生肾气,化生肾阴肾阳。故通过补肺气,既可促生肾阳,又可促生肾阴。

随着现代医学生理、病理,以及分子生物学和现代科学技术的发展,医家们力求从现代医学角度认识中医学中肺与肾密切相关的物质基础及其科学内涵。现代医学对肺肾共司呼吸的认识与研究表明其主要与肾对机体酸碱平衡及内分泌的调控相关。肾可通过产生碳酸酐酶、儿茶酚胺、促红细胞生成素及雄性激素直接或间接地影响呼吸功能,这些物质可能是肺肾共主呼吸的物质基础。肾还可直接或间接影响血浆中的二氧化碳分压和 pH,通过调控化学感受器 - 呼吸中枢 - 肺的过程调控着呼吸运动。中医理论认为肺肾在机体水液代谢过程中起着重要的调节作用。王哲等从不同实验角度研究推测水通道蛋白(AQP1、AQP3、AQP4)可能是肺肾共主水液代谢的物质基础。众多学者将肺肾相关理论应用于现代医学的呼吸系统、泌尿系统及免疫系统等的临床疾病研究中,相关研究成果既体现了中医肺肾相关理论的现代科学内涵,也促进了传统医学和现代医学的发展,提高了相关疾病的疗效。

(二)沈老对补肾活血法的认识与探索

沈老从事临床、教学、科研工作几十年,擅长运用补肾活血法治疗骨质疏松症、股骨头缺血性坏死、膝骨关节炎等多种骨伤科疾病。沈老以补肾活血为治疗法则,制备了丹仙康骨胶囊,并进行了动物试验及临床试验。现将沈老补肾活血法的学术经验总结如下。

一直以来,沈老在治疗多种骨伤科疾病时尤其重视肾的作用。沈老强调,多数的骨伤科疾病病位在肾,病机根于肾,但与五脏关系密切。肾主一身之阴阳,藏五脏六腑之精气,肾虚既导致五脏功能失调,又滋生血瘀,反过来血瘀引起的脉络瘀滞、血行不畅,又进一步加速五脏失调、加重肾虚,而此恶性循环源于肾虚血瘀的基本病机。在之前有关肾与血及他脏的相关论述充分证明了肾、血、他脏之间的密切联系,从而为沈老的认识提供了佐证。基于上述的基本理论认识,沈老高度重视补肾活血法,甚至将其作为治疗骨伤科疾病的基本方法,他指出补肾活血法并不是单单运用补肾和活血的药物,而强调要以补肾为本,五脏同调,兼并以活血。沈老认为补肾活血法是补肾与活血的有机结合,两者的结合运用体现了传统中医的补泻兼施的指导思想,能够达到补肾促进活血,活血又益于补肾的效果。此外,对于活血,沈老还指出:血瘀既是病理因素,又是病理产物,活血若只应用活血化瘀的药物只能消除血瘀的表象,想要从根本上解决问题还要从血瘀的根本着手,可通过调理脏腑功能,使机体阴阳平衡,解除血瘀的病因,以起到扶正祛邪的作用,达到邪去正存的效果。

沈老以补肾活血法制备的丹仙康骨胶囊取得了一系列的科研成果:该复方能够刺激体外培养成骨细胞,提高碱性磷酸酶及骨钙含量;能够改善骨质疏松模型小鼠的骨代谢与内分泌功能,具有防治骨质疏松的作用;能够改善骨质疏松患者的各项症状,有效提高患者的骨密度;还能够促进骨折愈合,其作用机理可能涉及血清内生长激素浓度增高、血清碱性磷酸酶活性增强及血钙降低;可促进股骨头缺血性坏死模型兔修复过程中的血管的再生及血管内皮生长因子的表达;同样能够改善股骨头缺血性坏死患者的疼痛症状,同时能够有效改善坏死股骨头的血运,促进骨形成。

沈老将中医理论与现代医学研究相结合,并通过基础及临床试验研究,揭示了补肾活血法的作用机制,将补肾活血法应用于股骨头缺血性坏死、骨质疏松症、膝骨关节炎等骨伤科疾病的治疗,并取得了良好的临床疗效。随着对肾虚与血瘀相关认识的深入,有关补肾活血法的理论、基础研究也取得了一定的进展。近年来,补肾活血法已广泛应用于临床多个系统疾病的治疗,越来越显示出良好的前景。沈老及其团队将继续研究完善补肾活血法的机制,为临床应用提供理论和实验依据,从而提高临床疗效。

第三章　用药特色与常用中药

第一节　内服中药

沈老认为,人体是一个有机的整体,皮、肉、筋、骨、四肢、百骸均与五脏六腑、气、血、津、液紧密相连,且各有所主,各有所依。如肺主皮毛,脾主四肢、肌肉,肝主筋,肾主骨,心主血脉。而皮、肉、筋、骨又为人身之卫表,犹形体之外墙与支架;五脏六腑主里,为人体气、血、津、液化生供养之所在与根基。生理上它们相资相生,维持着人体正常的生理活动和生命活动外在的表现;在病理上它们又相互影响,息息相关,外伤可损及内脏气血,相反,脏腑气血失调亦可影响外表之皮肉筋骨。故骨伤之疾,凡跌打闪挫、折骨伤筋等,均可导致内脏气血之逆乱与亏损。临诊中既要重视局部之损伤,又要顾及整体之调理,即须内外兼治,局部与整体治疗相结合。鉴此,沈老诊治骨伤之疾,注重"内修外补","内修"以服药调理气血,壮(接)骨续筋等;"外补"施以手法理筋、复位、接补、手术、固定,或用中药外敷等。其内修之药,以行气活血、散瘀止痛、壮(接)骨续筋、清热消肿、补益气血等为主。

沈老认为,气血与损伤的关系极为密切。盖气血运行于全身,循环往复,周流不息,外而充养皮肉筋骨,内则灌溉五脏六腑。当人体受到外伤后,常可导致机体气血运行逆乱而产生一系列病理变化。如跌打损伤后,主要的也是最常见的症状为瘀、肿、胀、痛,就是因跌打损伤致使机体气血运行逆乱,循行不利,凝滞于经脉内外,闭阻不通,不通则痛,而出现局部瘀肿、胀痛。气不行则血不活,血不活则瘀不散,肿、胀、痛不消,故治宜行气活血为先;瘀痛,既是跌打损伤后的病理产物,又是影响病情的主要因素,故消除瘀痛也是治疗骨伤科疾病的一个重要环节,瘀痛一日不除,患者一日不得安宁,而消除瘀痛,以散瘀止痛药煎服(或制成丸、散服),效果胜过手法;而暴力所侵,跌打损伤致折骨伤筋,对此之治,除外补施以手法理筋、复位等外,内修则治以壮(接)骨续筋,尤其在折骨伤筋之中期和后期,服用壮(接)骨续筋之品十分必要。行气活血,散瘀止痛,壮(接)骨续筋,是沈老骨伤用药内修之主要大法。

一、行气活血药

行气活血是沈老骨伤用药内修的主要法则,贯穿于折骨伤筋的整个治疗过程中,只是视病情不同而有所侧重而已。其常用的药物有乌药、木香、青皮、柴胡、川芎、姜黄、延胡索、乳香、大茴香、小茴香等。

1.乌　药

本品性温,味辛,入肺、脾、胃、肝、肾、膀胱经。

功效:行气止痛,温经散寒,解郁。清代黄元御《玉楸药解》谓其:"破瘀泻满,止痛消胀。"本品是中医内、妇、骨伤科治疗气滞痛之常用药。

用法:煎汁内服,每日9g,或研末入丸、散;外用适量,研末调敷或入药膏贴敷等。气虚及内热者忌服,孕妇慎用。

临床应用:①疗胸腹部伤痛。凡胸腹部之跌打损伤疼痛或胀痛刺痛者,沈老多用本品与其他理气散瘀止痛药配伍,煎汁或研末,以理胸腹因跌打损伤所致的气机逆乱,散气滞之血瘀,平损伤之疼痛。②疗急性腰扭伤。临诊中对急性腰扭伤患者,沈老除用手法治疗外,有时配以本品研末内服,效果明显。③作为背部伤痛之引经药。临诊中,凡疗背部跌打损伤,沈老必用乌药作为引经之药治之。

2.木　香

本品性温,味辛、苦,入心、肺、肝、胆、胃、脾经。

功效:行气止痛,疏肝解郁,和胃调中。宋代王怀隐等编写的《太平圣惠方》谓其:"治一切气,攻刺腹胁胀满,大便不利。"本品主治胸腹部诸痛及妇女痛经等。

用法:煎汁内服,每日5~9g,或研末入丸、散;外用适量,研末调敷或入药膏等。阴虚火旺者忌服,孕妇慎用。

木香是沈老治骨伤最常用的理气止痛药,具有行气散结止痛之功;疗胸腹部跌打损伤之瘀肿、胀痛、刺痛等,与他药配伍研末或煎汁内服。此外,亦常与乌药、桔梗等研末,用绍兴黄酒或温水冲服,治疗急性腰扭伤等,有良好的疗效。

3.青 皮

本品性温,味辛、苦,入肝、胆、心、肺经。

功效:疏肝破气,散积止痛。《医学入门》谓其:"泻肝气,治胁痛,疝气。"由于本品擅长破气散结止痛,故临床常用于治肝炎、胆囊炎等的胸腹胀痛。

用法:煎汁内服,每日5~9 g,或研末入丸、散;外用适量,研末调敷等。气虚者及孕妇慎服。

青皮常与木香、制香附等配伍。在临床上主要用于疗胸腹部伤痛。临诊中,凡胸腹部跌打损伤胀痛或刺痛、胸腹闷滞、矢气少、体质较好者,沈老常以本品与木香、制香附、桔梗或枳壳、大腹皮等配伍,研末或煎汁内服。此外,沈老常用青皮作为胁肋损伤之引经药应用。

4.柴 胡

本品性微寒,味辛、苦,入肝、胆、心、脾经。

功效:清热解毒,疏肝解郁,升阳益气,止痛。南朝梁代陶弘景《名医别录》谓其:"除伤寒,心下烦热,诸痰热结实,胸中邪逆,五脏间游气……及湿痹拘挛。"明代兰茂《滇南本草》曰:"退六经邪热往来,痹痿;除肝家邪热劳热,行肝经逆结之气,止左胁肝气疼痛。"本品擅于疏肝理气,是治疗肝胆疾病之要药。此外,亦治风热感冒、气虚下陷之症及骨伤科损伤瘀痛之疾。

用法:煎汁内服,每日5~9 g;外用适量,研末调敷等。

柴胡是沈老治骨伤时疏肝理气、破瘀疗痛之常用药。

临床应用:①疗胸胁部跌打损伤。胸胁部乃肝胆之经分布区域,其内应脏腑,外联经络,此处损伤多影响肝气之条达宣泄。气行则血行,气滞则血瘀,肝气失疏,郁而为瘀,不通则痛。沈老认为,柴胡乃疏肝郁、散气聚、行血瘀之良药也,故胸胁受伤致痛者,多以柴胡与桃仁、枳壳、香附、丝瓜络等配伍治之,效果较佳。②疗跌打损伤后伴有感冒发热,遍身骨节痛楚。临证中,凡跌打损伤后伴感冒发热,遍身骨节痛楚者,沈老多以柴胡与他药配伍煎汁内服,以疏散风热,退骨节疼。

5.川 芎

本品性温,味辛,入心、肝、肾经。

功效:活血散瘀,行气开郁,祛风止痛。《景岳全书》谓其:"通血脉,解结气,逐疼痛,排脓消肿,逐血通经。"药理研究表明,川芎有改善微循环、增加冠状动脉流量、促进骨折愈合、改善股骨头坏死、镇痛等作用。本品是治疗头痛、心绞痛、脑梗死、腰痛、闭经、痛经之常用药。代表方药有川芎茶调散、川芎汤、芎归汤等。

用法:煎汁内服,每日 6～15 g;亦可浸酒或研末服;外用适量,研末调敷等。阴虚火旺证及有出血者忌服,孕妇慎用。

临床应用:①作为引经药疗头部之跌打损伤。沈老认为,本品上行,走头入脑,且古人又有"川芎乃头痛要药"之总结,其既为君药,又能宣导诸药上行入脑达病所,发挥群药之合力。②疗腰部闪扭伤。临诊中凡腰部闪扭疼痛,转侧不利之症,除手法治疗外,沈老亦常以本品与他药配伍内服,以祛风活血,利筋脉解挛痛,每有良效。③用于骨折后期或鹤膝风。内治用药中,沈老常用本品与续断等配伍,旨在活血补血、壮骨长肉。此外,也可用本品疗坐骨神经痛、肋间神经痛等。

6.姜 黄

本品性温,味辛、苦,入肝、脾、肾经。

功效:破血行气,通经散寒,祛风止痛。明代李时珍《本草纲目》谓其:"治风痹臂痛,能入手臂。"本品主治肩周炎、颈椎病、跌打损伤等。代表方药有姜黄散、推气散、五痹汤等。

用法:煎汁内服,每日 5～10 g,或研末入丸、散;外用适量,研末调敷等。孕妇及血虚无气滞血瘀者慎服。

姜黄是沈老治骨伤时散瘀止痛之常用药。

临床应用:①作为上肢伤痛之引经药。沈老认为,姜黄之功诚如李时珍所言,擅于上行入手疗臂痛,故在临床应用上将本品作为疗上肢折骨伤筋、风湿痹痛之引经药,与桑枝、千年健等配伍,既有通经止痛之功,又能引导诸药之力上达病所。②疗颈椎病。颈椎病系常见病,以中老年为多发。对此病用手法治疗有一定疗效,而以手法与服药配合则效果更好。沈老多以本品与葛根、川芎等配伍,煎汁内服。

7.延胡索

本品性温,味辛、苦,入心、肝、胆、脾、胃经。

功效:活血散瘀,行气止痛。《本草纲目》谓其:"行血中气滞,气中血滞,故专治一身上下诸痛,用之中的,妙不可言……盖玄胡索能活血化气,第一品药也。"

《医学入门》曰："善理气痛及膜外气块,止心气痛及小肠、肾气、腰暴痛,活精血……又破血及堕落车马疼痛不止。"本品主治各种痛证,如心绞痛、急(慢)性胃炎、肝炎、胆囊炎、痛经、跌打损伤等。代表方药有延胡散、延附汤、舒筋散等。

用法:煎汁内服,每日6~15 g,或研末入丸、散;外用适量,研末调敷等。孕妇禁服,体虚者慎服。

延胡索是沈老治骨伤常用的止痛药。他在临床习用本品与他药配伍疗各部伤痛。与桂枝、姜黄等配伍,疗上肢伤痛;与枳壳、木香、郁金等配伍,疗胸部或胁部伤痛;与独活、牛膝等配伍疗下肢伤痛;与杜仲、大茴香等配伍疗腰部伤痛;与金铃子、小茴香等配伍疗小腹伤痛;与乌药、威灵仙等配伍疗背部伤痛;与苏木、紫荆皮等配伍治足部伤痛;与小茴香、荔枝核等配伍疗睾丸伤痛等;与血竭、肉桂等配伍疗跌坠瘀痛等。此外,亦常用本品与他药配伍治疗坐骨神经痛、肋间神经痛、风湿性关节炎等。

8.乳 香

本品性微温,味辛、苦,入心、肝、脾、肾经。

功效:行气活血,散瘀止痛,消肿生肌。《药性切用》谓其:"活血舒筋,祛风止痛,为治疗活络专生研用。"《本草纲目》曰:"消痈疽诸毒,托里护心,活血定痛伸筋,治妇人难产折伤。"《医学衷中参西录》曰:"为宣通脏腑,流通经络之要药,故凡心胃胁腹肢体关节诸疼痛皆能治之……又善治风寒湿痹,周身麻木,四肢不遂及一切疮疡肿疼。"本品为活血、行气、止痛之要药,擅治气滞血瘀或风湿痹阻之胸腹诸痛、胃脘疼痛、风湿痹痛、跌打伤痛及妇女痛经等。代表方药有乳香散、乳香定痛散等。

用法:煎汁内服,每日3~9 g,或研末入丸、散;外用适量,研末调敷或入膏药等。孕妇及无滞者禁服,胃虚弱者慎服。

乳香是沈老治骨伤最常用的活血行气止痛药之一。

临床应用:①疗胸腹部跌打闪挫痛。沈老认为,本品活血行气止痛之功胜于延胡索等,凡胸腹部及四肢跌打伤痛较轻者,可用延胡索、木香、制香附等治之;而伤痛较甚者,尤其是闪挫坠扑伤,用乳香为好。②疗呈放射性痛的坐骨神经痛。临诊中,沈老常用本品与乌梢蛇、牛膝等配伍。③疗闭合性软组织损伤。本品有良好的行气活血、消炎、镇痛之功效,临诊中沈老常以本品与赤芍等配伍,外敷与内服结合治疗闭合性软组织损伤,并多有显著疗效。此外,还常与当归、桃仁、红花、血竭等配伍,疗四肢折骨伤筋初期瘀肿疼痛较甚者,煎汁或研末内服,或外敷等。

9.大茴香

本品性温,味辛、甘,入肝、肾经。

功效:温中散寒,理气止痛。《景岳全书》谓其:"温胃止吐,调中止痛。"《医学入门》曰:"专主腰疼。"本品擅长温中散寒、理气止痛,主治疝气坠痛及胃寒呕吐等。代表方药有茴香散、茴香丸等。

用法:煎汁内服,每日 3~6 g,或研末入丸、散;外用适量,研末调敷,或入药膏贴敷。阴虚火旺者禁服。

大茴香也是沈老治骨伤较常用之品,主要用于腰部伤痛等。沈老认为,大茴香温中理气止痛之力较胜,且又擅行气活血,入肾走腰。故于临诊中习用本品作为腰部跌打损伤之专用药,与杜仲、川芎等配伍应用,确有较好疗效。此外,常用本品与巴戟天、杜仲等配伍,治疗肾虚腰膝冷痛等。

10.小茴香

本品性温,味辛,入心、肝、肾、膀胱经。

功效:温肾暖肝,行气止痛,温中和胃。清代严西亭《得配本草》谓其:"运脾开胃,理气消食,治霍乱呕逆,腹冷气胀,闪挫腰疼。"本品是治寒疝、睾丸肿痛之常用药。代表方药有香橘散、四圣散、茴香子散等。

用法:煎汁内服,每日 3~6 g,或研末入丸、散;外用适量,研末调敷或入药膏贴敷等。阴虚火旺者禁服。

小茴香是沈老治骨伤时理气止痛的常用药,其主要用于小腹部跌打损伤。沈老认为,小茴香功专温经散寒,行气止痛,并擅走小腹入膀胱经,又有引经宣导诸药之效。故临诊中沈老习用本品与金铃子、木香等配伍,专疗小腹部跌打损伤及睾丸部损伤等。此外,亦疗疝气及腰膝冷痛之疾,可研末冲服或调敷治之。

二、散瘀止痛药

瘀与痛既是跌打损伤后病理特征的因与果,又是影响病情的主要因素与症状。瘀痛一日不除,患者一日不得安宁。故在骨伤疾病如跌扑闪挫、折骨伤筋等的治疗中,沈老亦非常重视散瘀止痛,认为此法既对因又对症,若用药得当,内外调治,每能获得显著疗效。常用的散瘀止痛药有血竭、没药、三七、泽兰、红花、桃仁、山甲片、赤芍等。

1.血 竭

本品性平,味甘、咸,入心、肝、肾经。

功效:活血散瘀,止血定痛,生肌敛疮。《本草纲目》谓其:"除血痛,为和血之圣药是矣。"明代缪希雍《神农本草经疏》曰:"散瘀血,生新血之要药,故主破积血金疮,止痛生肉。"五代前蜀李珣《海药本草》曰:"主打伤折损,一切疼痛,补虚及血气搅刺,内伤血聚。"本品是治疗跌打损伤、瘀肿疼痛,妇女瘀血闭经、痛经,外科金疮出血之要药。代表方药有血竭散等。

用法:研末内服,每日 1~1.5 g,或入丸、散;外用适量,研末调敷或入药膏敷贴。孕妇及无血瘀者慎服,内服不宜过量。

血竭是沈老疗跌打损伤、血肿瘀痛之常用药。

临床应用:①止痛。临诊中,凡跌打闪挫、折骨伤筋、瘀肿疼痛甚者,沈老常宗《太平圣惠方》接骨血散之法,用本品与乳香、没药、当归、白芷、赤芍、大黄等研末,用绍兴黄酒送服。②散瘀消肿。对跌打损伤(如腕关节骨折、踝关节扭伤等)初期,局部血瘀肿胀明显者,沈老常用本品与乳香、三七、红花、甘草、麝香等研末调敷,有显著疗效。③用以止血。本品有良好的散瘀、止血、定痛之功效,凡遇跌打损伤瘀痛,有吐血或鼻血或便血者,在辨证用药的基础上,沈老常用本品与三七、血余炭、大黄等配伍,以祛瘀血,止出血,生新血,止疼痛。④用于活血止痛,接骨续筋。骨折中期或陈旧性骨折,沈老常用本品与自然铜、川续断、骨碎补、熟地等配用内服,以活血止痛,接骨续筋。

2.没 药

本品性平,味苦,入心、脾、胃、肾经。

功效:活血散瘀,消肿止痛,生肌解毒。《本草纲目》谓其:"除风散血,消肿定痛。"本品功同乳香,擅活血定痛,是中医临床治疗胸腹瘀痛、痛经、风湿痹痛、跌打损伤之要药。代表方药有没药散、没药乳香膏、三圣散等。

用法:煎汁内服,每日 3~9 g,或研末入丸、散;外用适量,研末调敷或入药膏贴敷。孕妇及虚证无瘀者禁服。

没药是沈老治骨伤活血止痛之常用药,其临床应用多与乳香配对入药。主要用治胸腹部跌打闪挫之伤痛、四肢折骨伤筋之瘀痛、闭合性软组织损伤、坐骨神经痛、肋间神经痛等,常以内服与研末调敷配用。此外,亦常用本品与蜈蚣等研末调敷,治疗慢性骨髓炎,有拔毒、祛腐、生肌、敛疮之功效。

3.三　七

本品性温,味甘、微苦,入心、肺、胃、肝、肾、膀胱经。

功效:散瘀消肿,止血定痛。《本草纲目》谓其:"止血,散血,定痛。金刃箭伤,跌扑杖疮,血出不止者,嚼烂涂或为末掺之,其血即止。亦主吐血、衄血、下血。"《医学衷中参西录》曰:"若跌打损伤,内连脏腑经络作疼痛者,外敷、内服奏效尤捷。"本品擅长活血、止血、祛瘀镇痛,故被广泛地用于各种出血证及跌打损伤、金疮刀伤等。

用法:煎汁内服,每日3~9g,或研末入丸、散;外用适量,研末调敷或入膏药,亦可磨汁外涂。孕妇慎服。

三七是沈老疗跌打损伤,止出血瘀痛等之常用药。

临床应用:①止血、生血。凡跌打损伤出血、吐血、咳血、尿血、便血及内出血者,沈老常以本品单味或复方研末吞服,或煎汁服;而局部出血者,则内服与磨汁外涂相结合。沈老认为本品止血不留瘀,去瘀而不迫血,而且又能去死血(瘀血)生新血,诚为止血之良药。②消瘀肿疗伤痛。凡跌打损伤局部瘀肿不退,疼痛不已者,沈老常以三七粉用绍兴黄酒送服或磨汁调敷,并视病情需要常与他药配伍。③疗胸胁挫进伤。沈老常用本品与桔梗、白芥子、郁金等配伍,效果良好。④用于骨折恢复期。骨折经复位固定至后期或恢复期,患处有血脉不和、筋骨不利之现象者,沈老常以本品与壮(接)骨续筋之品配用,功在活血、生血、壮骨强筋。

4.泽　兰

本品性微温,味辛、苦,入肝、脾、肾经。

功效:活血破瘀,行水消肿,解毒消痈。本品擅于活血破瘀,故常用于治妇科月经不调之闭经、痛经等,而伤科、外科亦用之。

用法:煎汁内服,每日6~9g,或研末入丸、散;外用适量,煎汁外洗或鲜品捣敷。孕妇禁服,血虚及无瘀血者慎用。

泽兰是沈老治骨伤常用之品,并常捣敷疗伤折之瘀肿疼痛等。凡折骨伤筋后局部瘀肿疼痛较甚,肤有灼热者,沈老习以本品与生大黄用醋或酒捣敷患处,有良好的散瘀消肿止痛之效用。此外,沈老亦常用本品治急性软组织损伤等。

5.红 花

本品性温,味辛,入肝、肾经。

功效:活血通经,去瘀止痛。《本草纲目》谓其:"活血,润燥,止痛,散肿,通经。"本品乃行血和破瘀之要药,主治瘀滞所致的心绞痛、闭经、痛经及跌打损伤等。代表方药有红花散、红花汤等。

用法:煎汁内服,每日 3~9 g,亦可浸酒或研末入丸、散;外用适量,煎汁外洗或研末调敷等。孕妇及月经过多者禁服。

红花是沈老疗跌打损伤之常用药。

临床应用:①疗血肿瘀痛。凡跌打损伤局部血肿瘀痛明显者,沈老常以本品或与大黄等捣研,用酒或醋调敷,或煎汁外洗。②疗胸腹闪挫。临床上如遇胸腹部闪挫伤,症见瘀滞气闭、闷痛欲绝者,沈老亦常选本品佐他药,行血气、破瘀滞、疗伤痛。此外,沈老尚用本品治急性腰扭挫伤等。

6.桃 仁

本品性平,味苦、甘,入心、肝、大肠、肾经。

功效:活血祛瘀,润肠通便。药理研究表明,桃仁有活血祛瘀、抗凝血、抗血栓形成、抗炎、抗过敏、润肠通便及显著的镇痛作用等。主治月经不调、闭经、痛经、中风后遗症及跌打损伤等。代表方药有桃仁散、桃红四物汤、桃核承气汤等。

用法:煎汁内服,每日 6~10 g,或研末入丸、散;外用适量,研末调敷或入膏药贴敷等。不宜过量,孕妇及无瘀滞者禁服。

桃仁是沈老治骨伤常用的活血祛瘀止痛药。

临床应用:①疗跌扑闪挫伤。临诊中,凡遇跌扑闪挫伤胸腹疼痛、胀闷欲绝者,沈老认为此由瘀血滞阻于内,致气息闭郁不得相接所致,其治必破瘀散积而行气活血,开闭导滞定痛疗伤。多用本品与大黄、柴胡等配伍,煎汁内服。②疗腹部伤痛,大便不畅。凡腹部跌打损伤、疼痛,大便不畅,或有便血者,沈老认为因内有瘀血,于临床常以桃核承气汤加减治之。③煎汁外洗疗折骨伤筋。折骨伤筋,局部瘀肿明显者,沈老亦常以本品与他药配伍,作为辅助疗法,煎汁外洗,散瘀疗痛。

7.山甲片

本品性微寒,味咸,入肝、胃、肾经。

功效:活血破瘀,消症散结,通经下乳。《本草纲目》谓其:"除痰疟寒热,风痹强直疼痛,通经脉,下乳汁,消痈肿,排脓血,通窍杀虫。"《医学衷中参西录》曰:"其走窜之性,无微不至,故能宣通脏腑,贯彻经络,透达关窍,凡血凝血聚为病皆能开之……并能治瘕积聚,周身麻痹,二便秘塞,心腹疼痛。"本品活血破瘀、通经散结之力较胜,主治胸腹痹痛、血瘀闭经、瘰病、乳痈等。代表方药有穿山甲散、一醉散等。

用法:煎汁内服,每日6~12 g,或研末入丸、散;外用适量,研末调敷等。孕妇及气血虚弱者禁服。

山甲片是沈老治骨伤时活血破瘀、消肿散结疗伤痛之常用药。

临床应用:①疗胸腹部跌打损伤。临诊中,凡胸腹部跌打损伤瘀肿较甚,或多日不散者,沈老常以本品入药。②疗腰椎间盘突出症及坐骨神经痛。临诊中,腰椎间盘突出症及坐骨神经痛呈刺痛、麻木、牵痛者,沈老认为此多因血脉经络痹阻,且非一般活血祛瘀药所能治,故习用山甲片活血破瘀、通利经脉,与全蝎、川芎、乌梢蛇等配伍治之,常获较好的疗效。③疗颈椎病。临床上凡颈椎病、骨质增生者,症见麻、胀、痛等,沈老常用本品与川芎、葛根等配伍,煎汁内服。

8.赤 芍

本品性微寒,味苦,入心、肝、脾、肾经。

功效:清热凉血,通经活络,散瘀止痛。《神农本草经》谓其:"除血痹,破坚积,寒热疝瘕,止痛。"《名医别录》曰:"通顺血脉,缓中,散恶血,逐贼血,去水气。"本品是治疗心绞痛、闭经、痛经及骨伤科瘀痛之常用药。

用法:煎汁内服,每日5~12 g,或研末入丸、散;外用适量,研末调敷。孕妇及虚寒证者忌服。

赤芍是沈老治骨伤的常用药之一。临诊中,主要用于疗跌打损伤之瘀肿疼痛。跌扑损伤,致患处局部气血运行失常,滞留瘀阻,不通则痛。而赤芍擅活血破瘀,配牡丹皮、桃仁等行气血、散瘀滞、去血痹,用之得当,多能显效。其多以煎汁内服与外洗配用。此外,沈老还常用本品配木瓜、牛膝、薏苡仁等,治疗膝关节创伤性滑膜炎等。

三、壮(接)骨续筋药

壮(接)骨续筋药主要用于折骨伤筋中期、后期或恢复期的治疗。沈老认为,凡折骨伤筋经手法理筋、复位及初期药物治疗后,病至中期和后期,骨位已正,筋已理顺,筋骨渐至连接,但未坚实,或有骨弱筋软之状;瘀肿已化或渐趋消散,但未全消。此时,需服用壮(接)骨续筋药,并少佐活血祛瘀之品,对促进骨折的愈合和损伤的修复很有益处。常用的壮(接)骨续筋药有龙骨、狗脊、牛膝、桑寄生、川续断、鹿角片、巴戟天、杜仲、补骨脂、淫羊藿、骨碎补、自然铜等。

1.龙　骨

本品性平,味甘,入心、肝、肾、大肠经。

功效:镇心安神,平肝潜阳,续骨生肌,止血敛疮。《名医别录》谓其:"主治心腹烦满,四肢痿枯,汗出,夜卧自惊……止汗,小便利,溺血,养精神,定魂魄,安五脏。"龙骨系重镇收敛之品,主治心悸怔忡、失眠健忘、癫狂惊痫、头痛眩晕、自汗盗汗、遗精遗尿等。

用法:煎汁内服,每日 15～20 g;或研末入丸、散;外用适量,研末调敷等。有湿热者忌服。

龙骨是沈老治骨伤常用的壮骨续筋、止血生肌药。

临床应用:①壮骨续筋。沈老认为,本品有较好的益肾壮骨、续筋生肌之功效。故在临床上,对骨折中期、后期患者,常以本品配地龙、熟地、千年健等煎汁内服。②治头部受伤后,头痛眩晕不已。对此类伤病,手法无用武之地,沈老则以本品与天麻、蜂房、葛根、枸杞子等煎汁,或制成丸剂服用,以"内修"取效。③疗折骨损伤之局部出血肿痛。本品有良好的止血敛疮功效,在临诊中对跌打损伤之局部出血者,沈老常以本品与血竭等研末外敷,以止血消肿敛伤口。

2.狗　脊

本品性温,味甘、苦,入肝、肾经。

功效:补肝肾,强腰膝,祛风湿,利关节,止痛。《本草纲目》谓其:"强肝肾,健骨。"本品主治肾虚腰痛及风湿痹痛、骨痿足弱等。

用法:煎汁内服,每日 10～15 g,或浸酒服。阴虚内热、小便不利者慎服。

狗脊是沈老治骨伤时常用的壮骨坚筋之品。

临床应用:①作为引经药疗背部伤痛。沈老认为,本品之功擅走背入腰强肾肝,坚脊骨,利俯仰,故凡背部跌打损伤之疾,均把狗脊作为引经之品入药,有宣导诸药之力,使药直达病所。②作为补肾强腰剂,疗慢性腰痛(肾虚腰痛)。夫腰为肾之府,肾强则腰壮,肾虚则腰弱,而见疼痛重坠等。对此,沈老常用本品与熟地、杜仲等配伍煎汁,或浸酒服用。③作为壮骨药用以治背部及下肢骨折。凡背、腰、臀及下肢骨折,到中期和后期视病情需要,沈老常用本品与千年健、熟地等配伍调服,以壮骨坚筋,有利于功能康复。

3.牛　膝

本品性平,味苦、酸,入肝、肾、脾经。

功效:补肝肾,强筋骨,活血通经,引血下行。《名医别录》谓其:"补中续绝,填骨髓,除脑中痛及腰脊痛。"《滇南本草》曰:"止筋骨疼痛,强筋舒筋,止腰膝酸麻。"本品主要用于治疗肾虚腰膝疼痛、软弱乏力、月经不调及跌打损伤等。代表方药有牛膝散、牛膝丸、牛膝汤等。

用法:煎汁内服,每日 6~15 g,或研末入丸、散,或浸酒;外用适量,捣敷等。孕妇及月经过多者禁服。

牛膝是沈老疗跌打损伤之常用药。

临床应用:①作为引经药疗下肢跌打损伤。沈老认为,牛膝既能续断强筋骨,又能引血下行,而宣导诸药入腰走下肢,故于临诊中习用本品为引经药与他药配伍,疗下肢折骨伤筋之疾。②疗坐骨神经痛及鹤膝风。临床上凡坐骨神经痛绵绵不已,或鹤膝风下肢痿弱乏力者,沈老在遣方用药中亦习用本品以舒筋活络,补肾填精,壮骨健膝。③疗慢性颈椎病、慢性腰椎病及慢性腰肌劳损。沈老常以本品与川续断、熟地、当归等配伍治之。此外,还常用本品治风湿痹痛等。

4.桑寄生

本品性平,味苦、甘,入心、肝、肾经。

功效:补肾益肝,强筋壮骨,祛风胜湿,和血安胎。明代陈家谟《本草蒙筌》谓其:"散疮疡,追风湿,却背强腰痛。"《滇南本草》曰:"治筋骨疼痛,走筋络,风寒湿痹效。"临床应用以治肾虚腰痛、风湿痹痛及漏血胎动等为主。代表方药有独活寄生汤、寿胎丸等。

用法:煎汁内服,每日 10~15 g,或浸酒用,或研末入丸、散;亦可外用捣敷等。

桑寄生是沈老治骨伤之常用药,并习以本品疗慢性腰肌劳损、腰部跌打损伤及风湿痹痛等。

临床应用:①疗慢性腰肌劳损,肾虚腰痛。沈老认为,本品之功擅补肾强腰,故习用本品与熟地、杜仲、牛膝、川续断、当归等配伍煎服,与手法配合,"内修外补"取效。②疗腰部跌打损伤。沈老认为,腰为肾之府,为肾之外卫,腰部受伤,多可损肾,而桑寄生为补肾肝、强筋骨之品,故把本品用作疗腰部跌打损伤之常用药。③治风湿痹痛。此承先贤之法,多以独活寄生汤加减治之,或煎服,或浸酒。

5.川续断

本品性微温,味辛、苦,入肝、肾经。

功效:补肝肾,强筋骨,和血脉,止伤痛。《名医别录》谓其:"止痛,生肌肉,……恶血,腰痛,关节缓急。"主治肾虚腰痛,关节痹痛,跌打损伤及胎漏等。代表方药有续断丸、续断散等。

用法:煎汁内服,每日 9～15 g,也可浸酒,或研末入丸、散;外用适量,煎汁外洗或调敷。

临床应用:①疗跌打损伤,尤其是上肢之折骨伤筋。临床中凡折骨伤筋之疾,沈老多用本品入药,尤其是对上肢之折骨伤筋患者,常以本品与桑枝、千年健、片姜黄等配伍,内服或外洗敷治。②疗鹤膝风。凡滑囊炎成膝风者,多呈肌痿、骨软、筋弱之症,其遣方用药中多用本品。③治肾虚腰痛。临诊中,沈老常以本品与他药配伍,疗慢性腰肌劳损、腰椎骨质增生及关节痹痛等。

6.鹿角片

本品性温,味咸,入肝、肾经。

功效:补肾阳,益精血,强筋骨,活血消肿。《名医别录》谓其:"除少腹血痛,腰痛折伤恶血,益气。"孙思邈《备急千金要方》曰:"益气力,强骨髓,补绝伤。"《本草纲目》曰:"生用则散热行血,消肿辟邪;熟用则益肾补虚,强精活血。"本品主治肾虚腰冷痛,阳痿遗精,跌打伤痛,痈疽疮疡等。代表方药有鹿角丸、鹿茸丸等。

用法:煎汁内服,每日 5～10 g,亦可浸酒,或研末入丸、散;外用适量,研末调敷或磨汁涂等。孕妇及阴虚火旺者禁服。

鹿角片是沈老治骨伤时补肝肾、壮筋骨、疗伤痛之品。

临床应用:①疗颈椎病及腰椎间盘突出症。颈椎病是由于颈椎发生退行性病变,加上急性、慢性损伤,导致椎间盘、韧带、后关节囊等发生病理改变,促使颈椎代偿性增生,并直接或间接压迫神经根、颈脊髓、椎动脉及交感神经,继而产生各种症状。腰椎间盘突出症是由于腰椎间盘发生退行性病变以后,因损伤、过度劳累等因素,致纤维环部分或全部破裂,连同髓核一并向外突出,压迫神经根或脊髓(马尾神经)而引起的腰痛和一系列神经症状。沈老认为,两者多因肝肾亏虚、精髓不足、气血失养,风寒湿邪入侵,阻滞经络气血,而致痹痛。故治疗时,对属肾虚者,常以本品与川芎、当归、地龙、全蝎、黄芪等配伍,煎汁或制成丸、散内服。②疗肾虚腰痛。临诊中,凡慢性腰肌劳损、腰膝冷痛、便溏者,沈老习用本品与熟地、杜仲等配用,温阳补肾,壮骨强腰,去肾虚腰冷痛。③治折骨伤筋。临床上折骨伤筋疼痛伴四肢不温者,沈老用本品研末,以黄酒送服治之。

7.巴戟天

本品性微温,味辛、甘,入肝、脾、肾经。

功效:补肾助阳,强筋壮骨,祛风除湿。《神农本草经》谓其:"强筋骨,安五脏,补中增志益气。"清代汪昂《本草备要》曰:"强阴益精,治五劳七伤;辛温散风湿,治风气、香港脚、水肿。"清代黄宫绣《本草求真》曰:"能祛风除湿,故凡腰膝疼痛,风气香港脚水肿等症,服之更为有益。"本品主治肾虚阳痿、宫冷不孕、肾虚腰痛、风湿痹痛等。

用法:煎汁内服,每日9~15 g,或浸酒,也可研末入丸、散等。阴虚火旺及有湿热之证者禁服。

巴戟天是沈老治骨伤常用的补肝肾、续筋骨之品。

临床应用:①壮骨续筋。凡骨折后期或恢复期,患肢骨软乏力,或麻木不仁者,沈老常用本品与熟地、续断、补骨脂、当归等补肾益精髓之品配伍,旨在壮骨续筋,促进骨折的愈合。②疗肾虚腰痛。肾虚腰痛(包括慢性腰肌劳损、腰椎间盘突出症等)伴有畏寒或阳事不举者,沈老多用巴戟天与其他补骨强腰之品配伍治之,疗效较好。③疗风湿痹痛。临诊中,对风湿性关节痹痛,属肾虚风湿痹者,沈老习用本品与肉桂、熟地等配伍治之。

8.杜 仲

本品性温,味甘,入肝、肾经。

功效:补肝肾,强筋骨,止腰痛,安胎气。《玉楸药解》谓其:"去关节湿淫,治腰膝酸痛,腿足拘挛,益肝肾,养筋骨。"本品是治疗肾虚腰痛腿酸及高血压、胎动不安之常用药。代表方药有杜仲丸、杜仲饮、杜仲酒等。

用法:煎汁内服,每日12~20 g,或浸酒,或研末入丸、散。阴虚火旺者慎服。

杜仲是沈老治骨伤时常用的壮骨续筋之品。

临床应用:①作为引经药专疗腰部损伤。沈老认为,杜仲之药性专入肝、肾,其功强腰补肾,是古往今来疗腰部疾患之要药,故于临诊中习用本品作为引经药专疗腰部之跌打损伤诸疾。②取本品壮骨续筋之效,用以治折骨伤筋之中期和后期。但凡折骨伤筋之中期和后期常伴肝肾不足之候,而杜仲擅于补肝肾、壮筋骨,故沈老对折骨伤筋之中期和后期,常以本品与熟地、当归、续断等配伍内治,以壮骨续筋。③疗慢性腰肌劳损,肾虚腰痛。杜仲以补肾强腰之功见长,故凡疗慢性腰肌劳损,肾虚腰痛,沈老必用杜仲,并常与川续断配伍。

9.补骨脂

本品性温,味辛、苦,入肝、脾、肾经。

功效:补肾助阳,益精强腰,温脾止泻。药理研究表明,补骨脂有扩张冠状动脉、增加血流量、抗肿痛、抗菌、抗衰老等作用。本品是临床上治疗肾虚腰痛、阳痿、遗精、遗尿、白癜风等的常用药。代表方药有补骨脂散、补骨脂丸等。

用法:煎汁内服,每日 6 ~ 15 g,亦可浸酒,或研末入丸、散等。阴虚内热者禁服。

补骨脂是沈老治腰痛等疾之常用药。

临床应用:①作为引经药疗腰部跌打损伤。沈老认为,补骨脂以入肾强腰为胜,故于临诊中常以本品与杜仲配伍作为腰部损伤之引经药,与他药配伍,疗腰部之跌打损伤。②治肾虚腰痛,常与杜仲、川续断、川芎等配用,煎汁或浸酒内服。③作为壮骨续筋药,用于折骨伤筋之中期和后期。临床上,为了促进骨折的愈合,对骨折中期和后期患者,沈老常以本品与杜仲、川续断、当归等配伍,煎汁内服。此外,还常用本品治疗风寒湿痹(肾阳不足者)及鹤膝风等。

10.淫羊藿

本品性温,味辛、甘,入肝、脾、肾经。

功效:补肾壮阳,强筋健骨,祛风除湿。《名医别录》谓其:"坚筋骨,消瘰。"本品是治疗肾阳虚衰之阳痿、遗精、不孕不育、腰痛、风湿久痹、腰膝冷痛等的常用药。

用法:煎汁内服,每日 9 ~ 15 g,或浸酒、熬膏,或研末入丸、散。阴虚火旺者禁服。

淫羊藿是沈老用以补肾壮骨之常用药。

临床应用:①疗老年性骨折。沈老认为,肾主骨,而老年者肾气日益不足,精血逐年亏耗,骨之滋养亦渐致不足,骨质渐致疏松,骨折容易发生。对老年人骨折,除手法复位与固定外,补肾壮骨尤为重要。故于临床上,凡诊治老年人骨折,尤其对中期和后期患者常用本品与熟地、续断等补肾壮骨续筋之品配伍,内服调治。②治肾虚腰痛。凡中老年患者腰痛畏寒,沈老认为多由肾虚所致,故内服药中常入本品,以补肾温阳强腰。③疗风湿久痹。临诊中患风湿痹痛,缠绵日久,腰膝冷痛者,乃肾阳虚衰所致,沈老常以本品与其他补肾助阳之品配伍,煎汁内服。

11.骨碎补

本品性温,味苦,入肝、肾经。

功效:补肾强骨,活血止痛。宋代苏颂《本草图经》谓其:"治闪折筋骨伤损。"药理研究表明,骨碎补有强骨、促进骨折愈合、防治骨质疏松,以及较明显的镇痛、镇静、抗菌消炎、抑制(减轻)链霉素的毒性等作用。本品是治疗折骨伤筋、肾虚腰痛等骨伤疾病的常用药。

用法:煎汁内服,每日 10～20 g,或研末入丸、散;外用适量,浸酒擦,或捣敷,或研末外敷等。阴虚内热者慎服。

骨碎补是沈老治骨伤时常用的接骨续筋之品。

临床应用:①外敷以治骨折、脱臼。临诊中,凡骨折或脱臼者,施手法复位后,若局部尚肿痛者,沈老常以本品为主与乳香捣敷患处,有良好疗效。②疗肾虚腰痛或腰部跌打损伤。本品有补肾强腰、壮骨行痹之功效,故临诊中沈老对肾虚腰痛或腰部跌打损伤后疼痛麻木不仁者,常以本品为主与他药配伍煎汁或浸酒内服治之。③用于骨质疏松症或陈旧性骨折、老年性骨折。沈老认为,此三者多因肾虚骨滋养不足,渐致骨质疏松或骨脆性增加,稍受外力碰撞,则折骨伤筋,其治疗需内外兼施。内治之法,应着眼于补肾强骨,则骨碎补之类是不可缺少的。

12.自然铜

本品性平,味辛,入肝、肾、脾经。

功效:接骨续筋,散瘀止痛。《本草经疏》谓其:"入血行血,续筋接骨之神药也。凡折伤则血瘀而作痛,辛能散瘀滞之血,破积聚之气,则痛止而伤自和也。"药理研究表明,自然铜有促进骨折愈合、抗菌等作用。代表方药有自然铜散等。

用法:煎汁内服,每日 10～15 g,或入丸、散;外用适量,研末调敷。孕妇及阴虚火旺,血虚者禁服。

临床应用:对于骨折各期,局部肿痛渐减,而仍不消者,沈老常以自然铜为主药与苏木、龙骨、乳香、没药、骨碎补等配伍,研末制成丸剂,以黄酒送服。沈老认为,折骨伤筋后局部肿痛减退而仍不消者,用自然铜、苏木、骨碎补等对促进骨折愈合和消肿痛有良好效果。

四、清热消肿药

骨伤疾患如跌扑闪挫,折骨伤筋(尤其是开放性骨折)后,局部红肿热痛,或感染发热,瘀肿明显,或瘀血热毒内蕴,致骨痈、骨疽,或风湿热流注于经络而致热痹肿痛者,时有见之。对此,沈老习用清热消肿之品内治,或外洗、外敷等。常用药有黄芩、黄柏、金银花、蒲公英、菊花、葛根等。

1.黄　芩

本品性寒,味苦,入肺、胃、肝、胆、大肠经。

功效:清热燥湿,泻火解毒,止血安胎,清肺化痰。主治风热头痛、肺热咳喘、肝胆湿热、肠炎泻痢、痔疮便血、漏红胎动、斑疹热毒,以及跌打损伤、跌打扭挫、折骨伤筋之出血肿痛及痹痛等骨伤疾患和外科疮病诸证。

用法:煎汁内服,每日6～10 g;外用适量,研末调敷,或煎汁外洗等。

沈老治骨伤时常用黄芩清热泻火、凉血止血。

临床应用:①疗胸腹部跌打损伤。凡胸腹部跌打损伤,无论新旧,临床上沈老常以黄芩与他药辨证配用,煎汁或研末内服,有清热散瘀、利气去闷痛之效用。②疗出血。沈老认为,黄芩有良好的清热凉血止血的功效,故在临诊中习用本品与他药配伍煎汁内服,治疗跌打损伤后伴咳血、尿血或有内出血者。③用于陈伤作痛。临诊中有陈伤作痛,时作不已者,沈老常在辨证用药的基础上,入黄芩配用。夫久痛必有瘀,久瘀必积热,在活血祛瘀、补骨壮骨的同时,加入清热药疗陈伤作痛,常能起到"画龙点睛"之效。

2.黄　柏

本品性寒,味苦,入肾、膀胱、大肠、胃经。

功效:清热燥湿,泻火解毒,除骨蒸虚热。《神农本草经》谓其:"主治五脏肠胃中结气热,黄疸,肠痔,止泄利,女子漏下赤白。"由于本品擅泻中下焦实火、湿火、虚火,故临床上不但治湿热泻痢、黄疸肝炎、遗精、湿疹、疮毒等有良效,而且疗骨伤疾患之扭挫伤、骨髓炎、关节痹痛(风湿热痹)等,效果亦较佳。

用法:煎汁内服,每日5~9 g,或研末入丸、散;外用适量,煎汁外洗。脾胃虚寒者忌服。

黄柏是沈老治骨伤用以清热解毒的常用药。

临床应用:①疗跌打损伤初期之红肿热痛,或关节扭伤局部肿胀热痛。沈老认为,黄柏不但擅于清热解毒,而且泻火散瘀止痛之力亦佳,故于临诊中常以本品与生大黄、血竭等配伍,研末外敷,且有良好的效果。②治风湿性关节炎之热痹(红肿热痛)。本病多由湿热痹阻关节经络所致,而黄柏擅清热燥湿,故对风湿性关节炎之热痹者,沈老常以本品与牛膝、乌梢蛇等配伍,煎汁内服或外洗治之。③用于慢性骨髓炎。临诊中,沈老认为该病多由邪热虚火内灼与肾亏髓耗所致,且呈骨蒸潮热之征象,而黄柏既能清热毒除骨蒸,又有补肾虚壮骨髓之功,故可疗慢性骨髓炎,并常与蜈蚣、千年健、苍术、炙甘草等配伍,煎汁或研末内服。

3.金银花

本品性寒,味甘、苦,入肺、胃、心经。

功效:清热解毒,消痈散肿,凉血止痛。本品是治疗温病、热毒、痈肿、疮疡及多种感染性疾病之要药,也是骨伤科治疗风湿性关节痛(风湿热痹)、跌打损伤局部感染之常用药。

用法:煎汁内服,每日20~30 g;外用适量,煎汁外洗或捣敷。脾胃虚寒者忌服。

金银花也是沈老治疗骨痨、骨痹、骨痈等的常用药。

临床应用:①治骨痹。金银花具有良好的清热解毒、祛风除湿之功效,临床上疗风湿性关节炎之风湿热痹者,沈老常用本品与乌梢蛇、姜黄等配伍,煎汁内服。②治骨痈、骨疽。临诊中凡急性、慢性骨髓炎患者,沈老常用本品与蜈蚣、地骨皮等配伍,煎汁内服,或配以外敷治之。③用于开放性骨折及跌打损伤后局部感染发热。本品有较强的抗菌消炎、清热解毒、抗感染之效,临床上沈老常视病情需要,用本品与紫花地丁、黄柏等配伍,内服或外敷治之。

4.蒲公英

本品性寒,味苦、甘,入肝、胃、心经。

功效:清热解毒,消痈散结。清代王士雄《随息居饮食谱》谓其:"利膈化痰,散结消痈,养阴,凉血,舒筋,固齿,通乳,益精。"《滇南本草》曰:"治妇人乳结、乳痈……消诸疮毒,散瘰结核,止小便血,治五淋癃闭,利膀胱。"本品主治扁桃体炎、咽喉炎、支气管炎、肝炎、胃炎、胆炎、骨髓炎、乳腺炎等。

用法:煎汁内服,每日 15 ~ 30 g,大剂量每日 50 ~ 60 g;外用适量,捣汁或煎汁外洗,或外敷等。有虚寒证者忌服。

蒲公英是沈老治骨伤时清热解毒的常用药。

临床应用:①治开放性骨折或跌打损伤后局部感染。临诊中对此类患者除进行手术或其他对症治疗外,沈老常以本品与金银花、紫花地丁等配伍,煎汁内服或捣汁外敷,有良好的清热解毒、抗菌消炎、控制感染的疗效。②治骨髓炎或骨关节结核。临诊中遇骨痛与骨痨之疾,沈老亦常用本品与地骨皮、金银花等配伍,煎汁内服或与外敷药配用。

5.菊 花

本品性微寒,味甘、苦,入肺、肝、肾经。

功效:疏风清热,平肝明目,消肿止痛。清代张秉成《本草便读》谓其:"平肝疏肺,清上焦之邪热,治目祛风,禀金水之精英,益阴滋肾。"《神农本草经》曰:"治皮肤死饥,恶风,湿痹,久服利血气,轻身,耐老延年。"本品主治风热头痛、眩晕(高血压)、目赤肿痛及跌打损伤、热毒肿痛诸证。

用法:煎汁内服,每日 6 ~ 9 g;外用适量,煎汁外洗,或外敷。

菊花是沈老治骨伤时清热解毒的常用药。

临床应用:①治骨伤疾病伴有外感发热或局部红肿热痛。临诊中,凡跌打损伤后伴发热或局部红肿热痛者,在遣方用药中沈老常加入本品,旨在增强疏风清热、消肿止痛之功效。②疗跌打损伤后局部化脓性感染。本品有良好的清热解毒、抗菌消炎、消肿止痛之功效,故沈老于临诊中常以本品与紫花地丁、蒲公英配伍,捣烂外敷,治疗跌打损伤后局部化脓性感染等。

6.葛 根

本品性凉,味甘、辛,入心、脾、胃、膀胱经。

功效:清热,解表,透疹生津,疗痛止泻。《神农本草经》谓其:"主治消渴,身大热,呕吐,诸痹,起阴气,解诸毒。"《神农本草经疏》曰:"发散而升,风药之性也,故主诸痹。"本品主治外感发热、头痛、麻疹透发不畅、湿热泻痢、高血压等,也可疗骨伤疾病之瘀血痹痛等。

用法:煎汁内服,每日 10～30 g;外用适量,煎汁外洗等。

葛根是沈老治骨伤的常用药。

临床应用:①疗颅脑外伤后头痛,常以本品与白芷、蜂房、天麻等配伍,煎汁内服。②治颈椎病。本病是骨伤科常见病,多发于中老年人,是颈椎及其周围的软组织如椎间盘、后纵韧带、脊髓鞘膜等发生病理改变,从而导致颈神经根、颈脊髓、椎动脉及交感神经受到压迫或刺激,以颈项、肩臂痛为主要症状的疾病。中医学认为,此病多因风寒湿邪侵袭,痹阻于太阳经脉,致经隧不通,或因气血不足,筋脉失养,肾虚精亏,血不养筋,髓不养骨。究其主要病机,乃脉络瘀滞为患。中医多以祛风通络,活血祛瘀,补肾益髓等法治之。临诊中,沈老对本病之治疗,除用理筋手法"外补",还习用以葛根为主,配川芎、桑枝、熟地等,煎汁内服以"内修",且效果明显。③疗跌打损伤。临诊中,对跌打损伤患者,沈老亦时用葛根 100～150 g,加水煎取浓汁,趁热熏或洗搽患处,并内服葛根汤(葛根、生地、赤芍、姜黄等)。

五、凉血止血药

凉血止血是沈老常用的对症治疗的内治法之一。临诊中,胸腹部等处跌打损伤的患者,常可伴有咳血、衄血、尿血、便血等。沈老认为,外力卒伤人体,致使脉络受损,血溢脉外,或损伤后瘀血不散,结而化热,迫血妄行,而见咳血、吐血、尿血、便血等。对此,宜用凉血止血之品治之,常用药有大黄、地骨皮、生地、牡丹皮、玄参等。

1.大　黄

本品性寒,味苦,入心、胃、肝、胆经。

功效:清热燥湿,泻火解毒,攻积导滞,凉血祛瘀。《神农本草经》谓其:"主下瘀血,血闭,寒热,破症瘕积聚,留饮宿食,荡涤肠胃,推陈致新,通利水谷,调中化食,安和五脏。"本品主治实积便秘、血热妄行、跌打损伤、疮疡痈肿等。

用法:煎汁内服,每日 3～9 g;外用适量,煎汁外洗,或研末调敷等。孕妇及哺乳期、脾胃虚寒者禁服。

大黄是沈老治骨伤时常用的清热解毒、逐瘀导滞、开闭疗痛之品。

临床应用:①逐瘀开闭,疗坠挫闷痛欲绝。临诊中,凡跌打、坠挫伤见胸腹瘀肿,闷痛甚者,沈老常以本品配以桔梗、郁金、木香、血竭等内服,用以急下逐瘀,开闭定痛。②外敷消肿止痛。临床上对四肢折骨伤筋、局部红肿瘀痛、肤有灼热感者,沈老常以本品单味或与黄柏等配伍研末调敷,或与赤芍、红花等煎汁外洗等,有良好的散瘀消肿止痛效果。③疗跌打损伤内出血。对跌打损伤胸腹部内出血、瘀滞不散、疼痛不减或大便不畅者,沈老习用大黄(或生用,或制用),既可导滞散瘀、破血止血,又可安和五脏,从而疗伤去痛。

2.地骨皮

本品性寒,味甘,入肺、肝、肾经。

功效:清虚热,退骨蒸,凉血,生津。金代张元素《医学启源》谓其:"解骨蒸肌热,主消渴,风湿痹,坚筋骨。"《名医别录》曰:"主治风湿,下胸胁气,客热头痛。补内伤大劳嘘吸,坚骨,强阴。"本品主治阴虚潮热,骨蒸盗汗,肺痨咳血,消渴病。

用法:煎汁内服,每日9~15 g,最多每日可用30 g;外用适量,煎汁熏洗。脾胃虚寒者忌服。

地骨皮是沈老治骨伤时清热凉血之常用药。

临床应用:①取本品擅清虚热、退骨蒸、坚筋骨之功效,常与生(熟)地、金银花、蜈蚣等配伍,疗骨痨与骨痈、骨疽。沈老认为,骨痨、骨疽之疾多系邪毒内蕴,久则致虚热骨蒸而为病。对此病之治,全补不当,纯清毒亦不妥,宜攻补兼施,而地骨皮之用攻可除热退骨蒸,补可坚筋骨,与生(熟)地、金银花、蜈蚣等配伍,相得益彰。②取本品清热滋阴,凉血止血之效,常与牡丹皮、黄芩等配伍,用于治跌打损伤后伴有低热、咳嗽、痰中带血等。

3.生 地

本品性寒,味甘、苦,入肝、肾、心、肺经。

功效:清热凉血,滋阴润燥,补肝益肾,接骨止血。清代吴仪洛《本草从新》谓其:"治吐衄崩中……热毒痢疾,肠胃如焚,伤寒瘟疫痘证……诸大热,大渴引饮。"清代张璐《本经逢原》曰:"治跌扑损伤,面目青肿,以生地黄捣烂罨之即消,此即《本经》治伤中血痹、折跌筋伤等证之义。盖肝藏血而主筋,肝无留滞,则营血调,而伤中自愈,筋无邪著则三气通而血痹自除。"因此,本品既是中医治内科、妇科热证、血证、阴虚证等之良药,又是骨伤科疗跌打损伤、瘀肿痹痛之常用佳品。

用法:煎汁内服,每日 15～30 g,或捣汁服。脾胃虚寒者忌服。

生地是沈老治骨伤时常用的补肝肾及接骨止血之品。

临床应用:①取本品凉血止血之功,疗骨伤出血诸证。临诊中,凡遇跌打损伤而见出血诸证者,沈老每用生地煎汁或捣汁内服。②取其补肝肾、填骨髓之功效,用以接骨续筋。临床上凡折骨伤筋者除手法整复与固定外,沈老常以本品与他药配伍煎汁内服,以“内修外补”,加强续筋接骨,使患者早日康复。③取其破血消瘀之效,疗局部瘀肿痹痛。临床上沈老常效法《本经逢原》等之经验,用本品捣烂敷治跌打损伤之局部瘀肿痹痛,有较好效果。

4.牡丹皮

本品性微寒,味辛、苦,入心、肺、肝、肾经。

功效:清热凉血,散瘀止痛。主治热病发斑、吐血、骨蒸发热、跌打损伤、风湿热痹、痈肿疮毒、痛经等。《神农本草经》谓其:“主治寒热中风,瘈疭痉,惊痫邪气,除症坚,瘀血,留舍肠胃,安五脏,疗痈疮。”古今医家的临床实验表明,牡丹皮既可治内科、外科、妇科之症,如热病斑疹、疮疡、痛经、崩漏等,又能疗骨伤科跌打损伤肿痛之疾。

用法:煎汁内服,每日 6～9 g,或煎汁外洗。脾胃虚寒者及孕妇忌服。

临床应用:①治瘀肿疼痛,取其清热凉血,消瘀止痛之效。临床上,跌打损伤局部瘀肿疼痛、肤有灼热感者,沈老常用牡丹皮与赤芍、血竭等配用,煎汁内服或外洗,或外敷治之,有较好疗效。②用于疗损伤之出血症,取其凉血止血、消瘀止痛之效。临诊中,遇跌打损伤后见有咳血或尿血,或内出血者,沈老多以牡丹皮配他药治之。③用于续筋骨。临床上对骨折中期和后期,为促进骨折的愈合和功能的恢复,沈老常用生地、熟地、补骨脂、当归等配牡丹皮,以续筋骨。

5.玄　参

本品性微寒,味甘、苦,入肺、脾、肾经。

功效:清热凉血,滋阴降火,散结解毒。《名医别录》谓其:“散颈下核,痈肿,心腹痛,坚症,定五脏。久服补虚,明目,强阴,益精。”《玉楸药解》曰:“凡疮疡热痛、胸膈燥渴、溲便红涩、膀胱癃闭之证俱善。”本品是治疗热病斑疹、吐血、咽喉肿痛、骨蒸潮热、痈疽疮毒之常用品。

用法:煎汁内服,每日 9～15 g;外用适量。脾胃虚寒者及便溏者忌用。

玄参是沈老治骨伤时清热凉血、滋阴降火之常用药。

临床应用：①疗下腹部跌打损伤之便血或尿涩痛不畅。临诊中，凡遇下腹部跌打损伤见有便血、尿血或大便秘结、小便涩痛不畅者，沈老常以本品配牡丹皮、仙鹤草等，煎汁内服。②用于四肢损伤后局部溃烂。沈老认为，玄参以清热解毒，滋阴降火之功见长，而跌打损伤后局部溃烂多系热毒耗灼所致，热毒不除，溃烂不愈。故治疗时常以本品与金银花、当归、甘草、紫花地丁等配伍，煎汁内服。此外，沈老亦常将本品用于跌打损伤后肝火偏旺、大便干燥者。

六、补益气血药

沈老认为，跌打损伤多损及气血，病至中期、后期，患者多有不同程度的气血亏虚之症状，在接骨续筋的治疗过程中，要充分顾及补益气血、扶正固本，这有益于患者的早日康复。故临诊中每加用补益气血之药。常用之品有丹参、当归、黄芪、党参、枸杞子、鸡血藤等。

1.丹 参

本品性微寒，味苦，入心、肝、肾经。

功效：活血祛瘀，养血安神，调经止痛。《名医别录》谓其："养血，去心腹痼疾，结气，腰脊强，脚痹，除风邪留热，久服利人。"本品是治疗心脑血管疾病、妇女月经不调及跌打损伤肿痛等之良药。代表方药有丹参饮、丹参丸、丹参滴丸、丹参片等。

用法：煎汁内服，每日9～15 g，大剂量每日可20～30 g，或浸酒及研末入丸、散；外用适量，煎汁外洗，或研末入膏药。孕妇禁服。

临床应用：①用于骨折中期和后期。沈老认为，本品擅活血祛瘀，生血长肌，促进骨折的愈合。对骨折经复位固定至中期和后期的患者，为了促使骨折早日愈合和功能的康复，常以本品配川芎、川续断、熟地等"内修"。②疗跌打损伤之陈伤作痛。沈老认为，本病多因瘀血不净、宿血作祟，故常以本品为主药与当归等配伍治之。③疗颈椎病、腰椎病。临床上沈老亦常用本品与川芎、威灵仙、葛根、炮山甲等活血祛瘀及通经利络之品配伍疗颈椎、腰椎肥大等。

2.当 归

本品性温，味甘、辛、苦，入心、肝、脾、肾经。

功效:补血活血,润燥滑肠,调经止痛。《名医别录》谓其:"温中止痛,除客血内塞,中风,汗不出,湿痹,中恶,客虚冷,补五脏,生肌肉。"《本草纲目》曰:"治头痛,心腹诸痛,润肠胃筋骨皮肤。治痈疽,排脓止痛,和血补血。"药理研究表明,当归有显著的抗炎镇痛、抗损伤、促进股骨有核细胞的生成,以及活血祛瘀等诸多作用。本品擅长补血、活血,故主治一切血虚之证及血瘀作痛诸疾。代表方药有当归补血汤、当归汤、当归导滞散等。

用法:煎汁内服,每日 9～12 g,或研末入丸、散,或浸酒、熬膏等。热盛出血者禁服。

当归是沈老治骨伤时最常用的补血活血、接骨止痛药。

临床应用:①补血壮筋骨。凡折骨伤筋中期、后期,为了促进骨折的愈合及功能的恢复,沈老多用本品与熟地、川芎、千年健、龙骨等配伍内服,补血壮筋骨,有利于骨折患者的早日康复。②活血散瘀疗折骨伤筋。凡跌打损伤、折骨伤筋肿痛者,沈老无不用本品入药。他认为当归活血散瘀止痛之功实属上乘,骨伤之疾凡有血瘀肿痛者均可用当归治疗。③疗鹤膝风及慢性骨髓炎。沈老认为两者均有血虚血瘀、骨痿筋弱之因,应服用补血壮骨活血散瘀之品,而用当归尤为重要。

3.黄　芪

本品性温,味甘,入心、肺、肝、脾、肾经。

功效:益气升阳,固表止汗,补血生肌。《医学衷中参西录》谓其:"善治肢体痿废。"本品主治内伤劳倦及一切气血亏虚之证,如心肌炎后遗症、慢性肝炎、慢性肠炎、慢性肾炎、内脏下垂等。代表方药有黄芪建中汤、黄芪桂枝五物汤等。

用法:煎汁内服,每日 10～15 g,大剂量每日可 30～40 g,或研末入丸、散,或浸酒等。表实邪盛,气滞湿阻者禁服。

黄芪是沈老治骨伤用于益气补血、壮骨长肉的常用药。

临床应用:①用于骨折恢复期。沈老认为,骨折恢复期,患者多有气血亏虚,筋骨疲弱之征象。对此,须用补气益血,壮筋骨长肌肉之品"内修"。因此临床常以本品与当归、川续断、川芎等药配伍,煎汁内服。②疗风湿性关节炎。沈老认为,本病多因机体正气不足,卫外不固,风寒湿邪乘虚而入,阻滞经脉,致使关节经脉不通,气血运行受阻所致。而慢性患者正气尤显不足,对其之治疗若一味用祛风燥湿或活血通络药,则治标不治本。予扶正祛邪,标本兼治方为上策。故临诊中,凡风湿性关节炎缠绵不已者,沈老常以黄芪桂枝五物汤加减治之,效果较好。③用于脑外伤后遗症。脑外伤后遗症多呈气血亏虚、头晕、头痛、疲劳及记忆力减退等症状，对此沈老多以补阳还五汤加减，药用黄芪、川芎、地龙、葛根等，煎汁内服，效果良好。

4.党 参

本品性平，味甘，入心、肺、脾、肾经。

功效：健脾益肺，补气养血。本品擅长补气养血，健脾益肺，故主治一切气血不足、肺脾气虚之证。代表方药有四君子汤、上党参膏等。

用法：煎汁内服，每日10～15 g，大剂量每日可20～30 g，或研末入丸、散，亦可浸酒，或熬膏。实证、热证者禁服。

党参是沈老治骨伤时常用的补益气血药。

临床应用：①用于跌打损伤中期、后期，气血亏虚，风湿痹痛证亦属气血亏虚者。跌打损伤气血亏虚应壮骨强筋，常用本品与当归、丹参、熟地等配伍。②用于风湿痹痛日久不已气血亏虚者。常用本品与黄芪、当归、牛膝、千年健、木瓜等配伍。

5.枸杞子

本品性平，味甘，入心、肺、肝、肾经。

功效：滋肾养肝，润肺补血，壮骨明目。陶弘景《本草经集注》谓其："补益精气，强盛阴道也。"唐代孟显《食疗本草》曰："坚筋能老，除风，补益筋骨，能益人，去虚劳。"本品擅长补肝肾、益精血、壮筋骨，主治一切肝肾亏虚、精血不足之证。

用法：煎汁内服，每日15～30 g，或浸酒、熬膏。脾虚便溏者慎服。

枸杞子是沈老治骨伤常用的补肝肾、益精血、强筋骨之药，临床主要用于折骨伤筋中期、后期，以及恢复期肾虚血亏、骨软筋弱，或愈合不良患者，并常与川芎、当归、熟地、黄芪、川续断等配伍。此外，还常用于慢性腰肌劳损（肾虚腰疼）、风湿痹痛及鹤膝风等肾虚、腰膝酸痛、疲乏者，多与千年健、牛膝、独活等配伍。

6.鸡血藤

本品性温，味苦、微甘，入心、脾、肾经。

功效：补血活血，舒筋通络，祛瘀调经。清代赵学敏《本草纲目拾遗》谓其："大补气血，与老人妇女更为得益。"本品主治血虚贫血，以及血脉瘀滞、风湿痹痛、妇女闭经、痛经等。代表方药有鸡血藤汤等。

用法：煎汁内服，每日 10～15 g，大剂量每日可 20～30 g，亦可浸酒，或煎汁外洗，或浸泡。孕妇及热证者禁服。

鸡血藤是沈老治骨伤时常用的补血活血、壮骨续筋之品。

临床应用：①用于折骨伤筋中期、后期。沈老认为，凡折骨伤筋多损伤气血，故对中期、后期患者，补血强骨药之应用十分重要。而鸡血藤既有补血益气、强筋壮骨之功，又有活血散瘀、生新血之效，多可入药用之。②疗坐骨神经痛及鹤膝风。本品有良好的舒筋通络、活血补血功效，沈老常习用本品与乌梢蛇、乳香、没药等配伍，治疗坐骨神经痛；与千年健等配伍治疗鹤膝风。③治风湿痹痛。临诊中，凡风寒湿痹，四肢腰膝疼痛或麻木不仁者，沈老常以本品与他药配用内治，或内治与外洗配用。

七、温经通络药

温经通络也是沈老治骨伤常用之法。温经通络药主要用于跌打损伤后，经络受阻、气血凝滞，以致四肢不温、筋骨冷痛、关节僵硬不利、局部漫肿、肢体麻木不仁、遇寒加重等。常用药有桂枝、肉桂、细辛等。

1.桂　枝

本品性温，味辛，入心、肺、膀胱经。

功效：温经通阳，祛风散寒，发汗解表。清代邹澍《本经疏证》曰："凡药须究其体用，桂枝色赤条理纵横……故能利关节，温经通脉，此其体也。"本品是治疗骨伤科肩周炎、风湿性关节炎、跌打损伤，以及内科风寒感冒等之常用药。

用法：煎汁内服，每日 6～9 g，或研末入丸、散；外用适量，煎汁外洗或研末调敷。

临床应用：①作为引经药专疗上肢伤痛之疾。临诊中，凡上肢伤痛之疾病，如肩周炎、颈椎病、上肢骨折等，在辨证用药的基础上，沈老常用桂枝等作为引经药取效，并常与桑枝、千年健、片姜黄等配伍。②取其温经通络，活血化瘀，抗菌消炎，解痉镇痛之功效。常用于腰椎压缩性骨折后期，胫骨骨折中期、后期伴局部疼痛，腰椎间盘突出症（肾虚寒凝血瘀）、强直性脊柱炎、软组织损伤、股骨头坏死等。根据辨证用药需要，或煎汤内服，或外洗，或研成药末入膏药用。

2.肉 桂

本品性热,味辛、甘,入心、肝、脾、肾经。

功效:补火助阳,温经通络,散寒止痛。《名医别录》谓其:"坚骨节,通血脉,理疏不足,宣导百药,无所畏。"本品是治疗阳虚阴寒、肾阳不足、命门火衰诸证之要药,也是骨伤科接骨续筋及疗风寒湿痹、虚寒腰痛之良品。代表方药有肾气丸、桂附杜仲汤、桂心汤等。

用法:煎汁内服,每日 2～5 g,研末服 0.5～1.5 g;外用适量,研末调敷或入膏药。孕妇及阴虚火旺、里有实热,或血热妄行者忌服。

肉桂是沈老治骨伤时常用的温经散寒、接骨续筋药。

临床应用:①接骨续筋。沈老认为,肉桂具有温经通络、散瘀止痛、续筋骨、长肌肉之功效。临诊中,凡折骨伤筋中期、后期,患肢麻木、冷痛或局部有青瘀萎缩等者,沈老常以本品与生地、熟地、骨碎补、当归、乳香、没药等配伍,煎汁或研末为丸内服,功在接骨续筋。②疗风湿性痹痛。临床上,风湿性脊柱炎、类风湿性关节炎等属风寒湿痹,沈老常用本品单味或与乌梢蛇、五加皮等配伍,研末冲服。③治疗闭合性创伤(包括闭合性骨折)之瘀血肿痛。临诊中,凡闭合性创伤之瘀血肿痛,沈老常用本品与乳香、没药、细辛、血竭等配伍,研细末贴敷患处,有良好疗效。④用于腰部伤痛。临床上对腰部闪挫、腰椎间盘突出症(肾虚型)、坐骨神经痛等,沈老常用本品与香附、细辛、白芷、麝香、杜仲、熟地等配伍,视病情需要或煎汤、研末内服,或外敷、洗搽,有时亦以单味研末内服。⑤疗慢性腰肌劳损。临诊中,时有中年以上者患慢性腰肌劳损之腰痛,并伴有腰膝酸软、畏寒等。沈老认为,此多因劳作过度、房事伤肾、命门不足所致,其治除手法外,常用本品单味研末送服,有良好的效果。

3.细 辛

本品性温,味辛,入心、肺、肾经。

功效:祛风散寒,温肺通窍,导滞止痛。本品是骨伤科治疗风湿痹痛及跌打损伤之常用药。

用法:煎汁内服,每日 1～3 g,或研末入丸、散,不宜过量;外用适量,研末调敷,或入膏药,或煎汁外洗。阴虚火旺者忌服。此外,有高血压、肾病、肺结核者也应慎用。

细辛是沈老治骨伤时常用的止痛药。

临床应用:①治疗折骨伤筋之瘀肿疼痛。沈老认为,本品擅长温经导滞止痛,故于临诊中习用本品与麝香、血竭、冰片等配伍,研末外敷,疗折骨伤筋之肿痛。②疗类风湿性关节痛(遇寒加重者)。对此沈老多以本品与乌梢蛇(或蕲蛇)、五加皮、制附子等配伍,煎汤或研末内服。③用于坐骨神经痛。对坐骨神经痛患侧疼痛麻木者,沈老常以本品与伸筋草、全蝎、乌梢蛇等配伍。

4.防　风

本品性微温,味辛、甘,入肺、脾、肝经。

功效:祛风解表,胜湿通络,解痉止痛。黄元御《长沙药解》谓其:"行经络,逐湿淫,通关节,止疼痛,舒筋脉,伸急挛,活肢节,起瘫痪。"临床上,本品除用于伤风感冒等外,也是骨伤疾患之常用药。

用法:煎汁内服,每日 6~9 g,或入丸、散;外用适量,研末调敷,或煎汁外洗。血虚拘急或头痛不因风邪者禁服。

防风是沈老用于祛风湿、疗伤痛之药。

临床应用:①疗风湿性关节痛(证属风寒湿痹)。临诊中对风湿性关节痛证属风寒湿痹者,沈老常用本品与乌梢蛇(或蕲蛇)、细辛、千年健、威灵仙、桂枝、熟地等配伍治之。②用于跌打损伤。临床上部分患者跌打损伤后,肢体痹痛、伸屈不利,沈老常以本品配当归、黄芪、丝瓜络、片姜黄、伸筋草等取效。此外,沈老亦常将本品作为治疗风湿性关节痹痛证之引经药(风寒湿热诸型均用)。

5.白　芷

本品性温,味辛,入肺、胃、大肠经。

功效:祛风除湿,解表通窍,消肿止痛。清代徐大椿《神农本草经百种录》曰:"白芷极香,能驱风燥湿,其质又极滑润,能和利血脉而不枯耗,用之则有利而无害者也。"此外,白芷有较好的光敏作用,可治白癜风。本品是中医疗骨伤疼痛之常用药。

用法:煎汁内服,每日 3~9 g,或研末入丸、散;外用适量,研末调敷,或入膏药贴敷。阴虚火旺者忌服。

白芷是沈老治骨伤时常用的祛风止痛药。

临床应用:①疗伤痛。如跌打损伤、软组织挫伤、关节扭伤等局部疼痛。沈老常以本品与赤芍、姜黄、乳香、没药等配伍,研末外敷取效。②用于颅脑外伤后头痛。临床上,沈老常用本品与露蜂房、葛根、僵蚕等配伍,煎汁或研末内服。③疗跟底软组织垫伤或跟骨骨折疼痛。沈老常用本品与红花、川芎、制香附等配伍,研末热敷,使药力缓缓透入病所,达到活血祛瘀、消肿止痛之功效。

6.蜈 蚣

本品性温,味辛,有毒,入肝、脾、肾经。

功效:祛风通络,止痉镇痛,解毒散结,拔脓消肿。《本草纲目》谓其治:"小儿惊痫风搐,脐风口噤,丹毒秃疮,瘰疬便毒,痔漏蛇伤。"本品可治中风偏瘫、抽搐、偏正头痛、疮疡肿毒等。

用法:煎汁内服,每日 2~5 g,研末服 0.5~1 g,或入丸、散;外用适量,研末调敷。本品有毒,不宜过量,不宜久服,孕妇及血虚生风者忌服。

蜈蚣是沈老治骨伤时常用的解毒、止痛药。

临床应用:①疗骨髓炎。本品有良好的祛腐、拔脓、消肿及祛风通络止痛之功效,沈老在临诊中习用本品与金银花、地龙等配伍,内服配外敷治疗慢性骨髓炎,每能获得良好效果。②治坐骨神经痛或风湿性关节炎。临诊中,沈老常以本品与乌梢蛇等配用,研末制丸或研制成散剂内服,疗坐骨神经痛或风湿性关节炎效果较好。③疗骨痨。临床上,沈老对骨关节结核迁延不愈者,亦常用本品与他药配伍内服治之。

7.全 蝎

本品性平,味辛,有毒,入肝、肾经。

功效:祛风通络,止痉镇痛,攻毒散结。《医学衷中参西录》谓其:"善入肝经,搜风发汗。治痉痫抽掣,中风口眼歪斜,或周身麻痹;其性虽毒,转善解毒,消除一切疮疡。"《得配本草》曰:"一切风木致病,耳聋掉眩,痰疟惊痫,无乎不疗,且引风药达病所,以扫其根;入降药暖肾气,以止其痛。"《玉楸药解》曰:"穿筋透节,逐湿除风。"本品主治惊风、破伤风、中风瘫痪、顽固性头痛等。

用法:煎汁内服,每日 2~5 g,研末入丸、散,每次服 0.5~1 g;外用适量,研末调敷或入膏药。本品有毒,不宜过量,不宜久服,孕妇及血虚生风者禁服。

全蝎是沈老治骨伤时最常用的祛风通络、止痛解毒药之一。

临床应用:①定伤痛。沈老认为,本品有良好的祛风、解毒、逐湿、止痛之功效,故临床上常用本品与蜈蚣等配伍,研末制成丸、散内服,治疗坐骨神经痛、腰椎增生刺痛或跌打损伤日久作痛等,均有良好效果。②以毒攻毒疗骨疽。诚如《医学衷中参西录》所论,全蝎其性虽毒,但转而擅于解毒。而骨疽乃热毒久结骨髓为患,非透骨入络攻毒解毒、拔脓消肿之品不可。沈老认为,全蝎正具此功,故而常以本品与蜈蚣等配用。此外,沈老尚用本品与蜈蚣等配伍,治骨痨等。

8.独　活

本品性微温,味辛、苦,入肺、肝、肾、膀胱经。

功效:祛风胜湿,温经通络,散寒止痛。独活是治风湿痹痛之要药,也是骨伤科之常用药。

用法:煎汁内服,每日5~9 g,或研末入丸、散;外用适量,煎汁外洗等。孕妇及阴虚血燥者慎服。

独活是沈老治骨伤时的常用药。

临床应用:治疗风湿性痹痛,尤多用于腰膝部痹痛及鹤膝风,有时亦疗坐骨神经痛等,多以煎汁或研末入丸、散内服。此外,作为下肢伤之引经药。临床上凡下肢跌打损伤者,在辨证用药的基础上,沈老每加独活作引经药用。他认为独活祛风通络之功擅走下焦及两足,故独活之用既可和经络、通筋骨,又可宣导诸药下达病所。

9.威灵仙

本品性温,味辛、咸,有小毒,入肺、胃、肝、膀胱经。

功效:祛风通络,温中散寒,除湿止痛。本品是治疗风湿痹痛及跌打损伤之常用药,此外,亦可用治食管癌及骨鲠咽喉等。

用法:煎汁内服,每日5~9 g,或研末入丸、散,或浸酒;外用适量,煎汁熏洗或捣敷。孕妇及气血虚者慎服。

威灵仙是沈老治骨伤时常用的祛风湿痹痛药。

临床应用:①取其擅于祛风除湿、通络止痛之功,疗骨关节痹痛。如风湿性关节炎、强直性脊柱炎等,沈老常用本品与狗脊、独活等配伍,煎汁或浸酒服用。②作为背部伤之引经药。凡背部跌打损伤者,沈老在遣方用药时均以本品作引经药用。他认为本品既可疗伤痛,又可引导诸药达伤痛之病所,使药力更宏。③疗骨刺(骨质增生)。由于本品有温经、祛风、通络等作用,临诊中沈老还常以本品为主,配他药研末,以黄酒或醋调匀,热敷或入膏药贴敷,能收到较好的疗效。

10.秦　艽

本品性微寒,味苦、辛,入肺、肝、胆经。

功效:祛风除湿,舒筋活血,退骨蒸潮热。《神农本草经》谓其:"主治寒热邪气,寒湿风痹,肢节痛。"本品主治风湿痹痛、中风不遂、筋脉拘挛等。代表方药有秦艽汤、大秦艽汤等。

用法:煎汁内服,每日 5～10 g,或研末入丸、散,亦可浸酒;外用适量,煎汁外洗或研末调敷。脾胃虚寒者及孕妇慎服。

临床应用:①疗风湿痹痛。凡风湿性关节炎证属风湿热痹者,沈老常以本品与黄柏、地龙、乌梢蛇等配伍;对证属风寒湿痹者,沈老常以本品与五加皮、威灵仙等配伍。煎汁内服或内服与外洗配用。②取其养血荣筋,退骨蒸潮热之功效,用于折骨伤筋后期,疲乏潮热,患肢肌肉萎缩、功能不利疼痛等。沈老常以本品与生(熟)地、千年健、当归等配伍,煎汁内服。

11.伸筋草

本品性温,味苦、辛,入肺、脾、肾经。

功效:舒筋活血,祛风散寒,除湿消肿。本品是治疗风湿痹痛,跌打损伤,四肢软弱,皮肤麻木等之常用药。

用法:煎汁内服,每日 9～12 g;外用适量,煎汁洗或鲜品揭敷。孕妇及出血多者禁服。

伸筋草是沈老治骨伤常用药,且习以内服与外洗配用。

临床应用:①疗风湿性关节痹痛。临诊中,对类风湿性关节炎迁延日久,关节变形,伸屈不利,麻木不仁者,沈老常以本品与他药配伍,煎汁内服;同时趁热用药汁外洗或用药渣热敷。②用于折骨伤筋后期,伸屈不利,麻木或僵直等。有的患者骨折经复位固定后,或由于固定过紧或时间过长,或愈合后缺少功能锻炼,渐致局部气血不畅,筋脉失荣,而出现伸屈不利、麻木不仁、拘挛,甚则僵化等。对此,沈老常以本品与千年健、透骨草、当归等活血养筋、通经舒络之品配伍,内服与外洗配用,有良好效果。此外,有时本品亦用于坐骨神经痛或强直性脊柱炎、股骨头坏死等。

12.乌梢蛇

本品性平,味甘,入肺、脾、肝、肾经。

功效:祛风湿,通经络,止疼痛。《本经逢原》谓其:"治诸风顽痹,皮肤不仁,风瘙瘾疹,疥癣热毒。"明代李士材《雷公炮制药性解》曰:"专主去风,以理皮肉之症。"药理研究表明,本品有显著的抗炎、镇痛、抗惊厥等作用。主治风湿痛、破伤风、风疹、湿疹及过敏性疾病等。

用法:煎汁内服,每日 9 ~ 15 g,亦可 20 ~ 30 g,研末服每次 3 ~ 5 g,或入丸、散;外用适量,研末调敷。血虚生风者慎服。

乌梢蛇是沈老治疗风湿顽痹及坐骨神经痛之常用要药。

临床应用:①疗风湿顽痹。凡风湿性关节炎,痹痛较甚或顽痹者无问寒痹、湿痹、热痹,沈老多以乌梢蛇与他药配伍煎服,或浸酒服,确有效用。②治坐骨神经痛。本品有良好的祛风通络、解痉镇痛之功效。沈老对坐骨神经痛之治疗除手法外,习用本品与他药配伍,煎汁内服,用量一般为 20 ~ 30 g。

13.五加皮

本品性温,味辛、苦,入肝、肾经。

功效:祛风湿,强筋骨,利脉,益肝肾。《本草纲目》谓其:"治风湿痿痹,壮筋骨。"本品主治风湿痹痛与跌打损伤等。

用法:煎汁内服,每日 9 ~ 12 g,或浸酒及研末入丸、散;外用适量,煎汁熏洗等。阴虚火旺者慎服。

五加皮是沈老治骨伤时常用的祛风湿、疗伤痛药。

临床应用:①作为下肢伤痛之引经药。疗下肢折骨伤筋之遣方用药中,沈老习用本品作为引经药与牛膝、独活等配伍,内服或外敷。②疗风湿痹痛。凡风湿性关节痛遇寒加重者,沈老常用本品与他药配伍,内服或浸酒服。③作为敷料,包敷疗伤痛肿。有时疗跌打损伤,局部青瘀肿痛,视病情需要,沈老亦常用本品与他药配伍捣研,包敷患处,有良好效果。

14.木　瓜

本品性温,味酸,入肺、脾、肝、肾经。

功效:祛风胜湿,舒筋活络,消胀和胃。《随息居饮食谱》谓其:"调气,和胃,养肝,消胀,舒筋,息风,祛湿。"《杨氏家藏方》曰:"治风湿客搏,手足腰膝不能举动。"本品祛风湿舒筋骨,是治疗风湿痹痛、肢体酸重及脚气之常用药。代表方药有木瓜丸、木瓜煎、木瓜散等。

用法:煎汁内服,每日 6 ~ 12 g,也可浸酒或研末入丸、散;外用适量,研末调敷,或煎汁熏洗等。孕妇及湿热偏盛、小便淋沥者慎服。

木瓜是沈老治骨伤时疗风湿痹痛及跌打损伤之常用药。

临床应用:①作为引经药专疗下肢跌打损伤。沈老认为,木瓜不但强于祛风湿舒筋骨,而且又擅于下引血脉疗腿疾,故于临诊中习用本品作下肢伤之引经药,与他药配伍疗腿膝之折骨伤筋,既可内服,又可外用。②治山区农民之腰膝痛。临诊中,凡遇山区农民之腰膝痛者,沈老多以本品与他药配伍治之。他认为山区农民患腰膝痛,多与所从事的职业和所处的地域气候特点即湿气影响有关,故凡腰膝疼痛见有重滞者,用木瓜尤为适宜。③疗风湿性关节痹痛。临床上凡风湿性关节炎不论新旧者,沈老每加本品入药,或煎汁服,或浸酒饮。

15.天　麻

本品性平,味甘、辛,入肝、肾、脾经。

功效:平肝潜阴,熄风止痉,祛风通络。本品是治疗头痛,头晕,惊风之要药。

用法:煎汁内服,6 ~ 12 g,或研末入丸、散,或浸酒等。气血虚甚者慎服。

天麻是沈老治骨伤时疗头部伤痛等之常用药。

临床应用:①疗头部跌打损伤或脑外伤综合征。临床中,凡头部跌打损伤,症见头痛、头晕者,沈老必用天麻,并常与葛根、半夏、白芷、泽泻等配伍,煎汁或研末制丸内服。②用于风湿痹痛。沈老认为,本品不但有良好的平肝潜阳,熄风止痉,疗头痛眩晕之效用,而且还有较强的祛风燥湿,通络逐痹的作用。故于临诊中,他常以本品与地龙、独活、木瓜、细辛等配伍,治疗风湿性关节炎、四肢及腰膝痹痛、麻木不仁等。

第二节　随症用药

临诊中,沈老对跌扑闪挫、折骨伤筋等骨伤疾患之内治用药,既讲究辨证立法,治病求本,标本兼治,亦注重随症加减,对症用药。其常用的随症用药有止咳化痰药、宁心安神药、利水消肿药等。

一、止咳化痰药

常用于跌扑闪挫,或胸腹损伤、胀痛、闷痛,咳则引痛更甚,转侧不利,或伴有咳嗽。常用药有桔梗、杏仁、地龙、白芥子等。

1.桔　梗

本品性平,味苦、辛,入肺、胃经。

功效:止咳化痰,利咽快膈,开郁排脓,活血祛瘀。本品主治咽喉炎、气管炎、肺炎、肺脓疡(肺痈)等。

用法:煎汁内服,每日3~9 g,或研末入丸、散;外用适量。

桔梗是沈老治骨伤时常用的止咳化痰,宽胸利膈,散瘀止痛药。

临床应用:①疗急性腰扭伤。临诊中遇急性腰扭伤者,沈老除用手法治疗外,亦常用本品单味或复方研末,用绍兴黄酒送服,多获显效,且服用方便,价格低廉。②用治胸腹部跌打损伤。临床上,凡胸腹部跌打损伤,症见胸胁腹疼痛或刺痛、胀闷,转侧不利,咳则引痛尤甚者,其内治之药中必用桔梗。沈老认为,桔梗疗此疾其用有二:一能宣肺止咳,理气快膈,去瘀散结疗伤痛;二能引诸药到病所,使药力更著。

2.杏　仁

本品性微温,味苦,有小毒,入肺经。

功效:降气化痰,止咳平喘,润肠通便。《医学入门》谓其疗:"扑损瘀血,卒不得小便。"本品是止咳化痰润肠之常用药。代表方药有杏仁汤、杏仁膏等。

用法:煎汁内服,每日3~9 g,或研末入丸、散;外用适量,捣敷。脾胃虚寒、大便溏稀者忌服。

临床应用:①疗跌打损伤咳嗽引痛。临床上,沈老对跌打损伤症见胸胁疼痛或刺痛,转侧不利,胸闷,咳则引痛更甚者,常以本品与桔梗、青皮、木香等配伍,煎汁内服。②疗跌打损伤后大便、小便不利等。凡跌打损伤后患者出现大便干燥或血瘀便秘、小便不利等,在辨证施治的基础上,沈老习用杏仁、瓜蒌仁之类以下气导滞,润肠通便。此外,古人尚有杏仁汤(杏仁、当归、大黄、甘草,水煎,以童便和服)疗跌打伤痛,以及用杏仁膏(单味杏仁,研末调和为膏,涂擦肿处,用纱布包扎)治伤折风肿之经验记载。

3.地　龙

本品性寒,味咸,入肺、脾、肝、肾、膀胱经。

功效:清热止痛,平肝熄风,通经活络,平喘利尿。《滇南本草》谓其:"强筋,治痿软。"《得配本草》曰:"能引诸药直达病所……除风湿痰结……治跌扑,祛虫瘕,破血结。"本品主治中风、咳嗽、哮喘及喉痹、肿瘤等。代表方药有地龙散等。

用法:煎汁内服,每日 9 ~ 15 g,大剂量每日 20 ~ 30 g,或研末入丸、散,每次 1.5 ~ 3 g;外用适量,鲜品捣烂或取汁涂敷,亦可研末调敷等。孕妇及脾胃虚寒者忌服。

临床应用:①疗打伤。患者被打伤局部疼痛而无内脏破裂等,沈老常用地龙粉(将地龙洗净,去泥土,烘干,研末),每服 6 ~ 9 g,用绍兴黄酒或姜葱汤送服。并嘱患者服后盖衣被至出汗。此系效法《伤科汇纂》之地龙散。②疗骨折。骨折经手法复位及固定后,沈老常以本品单味或与当归等研末内服,能促进骨折的愈合,有利于患肢功能的恢复。他认为地龙有良好的通经活血,接骨续筋,消肿止痛之功效。因此,在骨折的治疗中,除用手法及固定外,沈老常配以本品等"内修"。③治坐骨神经痛及慢性骨髓炎。治坐骨神经痛,以本品与乌梢蛇、葛根、乳香、没药等配伍;疗慢性骨髓炎则与蜈蚣、金银花等配伍。

4.白芥子

本品性温,味辛,入肺、胃经。

功效:化痰下气,散结消肿,利膈逐饮。《本草纲目》谓其:"利气豁痰,除寒暖中,散肿止痛。治喘嗽反胃,痹木香港脚,筋骨腰节诸痛。"陈士铎《本草新编》曰:"安五脏,逐膜膈之痰……消癖化疟,降息定喘,利窍明目,逐瘀止疼,俱能奏效。"本品擅长化痰利膈,下气逐饮。主治寒痰壅肺之咳喘痰多,胸闷胁痛,及痰滞经络所致肢体关节疼痛。代表方药有白芥子散、三子养亲汤等。

用法:煎汁内服,每日 6 ~ 10 g,或研末入丸、散;外用适量,研末调敷等。孕妇及阴虚火旺者禁服。

白芥子是沈老治骨伤时用以止咳化痰、利膈下气之常用药。

临床应用:疗跌扑闪挫之气闭证,以及胸腹部跌打损伤之胀痛、闷痛、刺痛,咳则引痛更甚,转侧不利等,并常与桔梗、柴胡、木香、郁金、乳香等配伍,煎汁或研末内服,效果显著。

二、宁心安神药

跌打损伤,折骨伤筋之人,多因惊恐、焦虑、伤痛而影响睡眠。由于睡眠不好,心情不佳,又影响伤痛之痊愈。对此,沈老在辨证施治的基础上,十分注重加用宁心安神药,认为宁心安神对稳定患者的情绪,促进康复具有积极的作用。常用的宁心安神药有酸枣仁、合欢皮、远志、茯苓等。

1.酸枣仁

本品性平,味酸、甘,入心、肝、脾、肾经。

功效:宁心安神,补肝养筋,益气敛汗。《名医别录》谓其:"补中,益肝气,坚筋骨,助阴气,令人肥健。"本品乃药之上品,擅于治疗心肝血虚之失眠、心烦等,并有滋养延年之效用。

用法:煎汁内服,每日9~15 g,大剂量每日可20~30 g。脾胃虚寒滑泄及有实邪者慎服。

沈老认为,在跌打损伤的治疗中,除手法及配服理气活血、接骨续筋、消肿止痛药外,应充分注意到患者的精神状态,以及宁心安神药对稳定患者情绪,促进康复的重要性。故于临诊遣方用药中,常加入酸枣仁等宁心安神之品。沈老认为,用酸枣仁既可宁心安神,又可坚骨养筋,促进折骨伤筋的愈合。

2.合欢皮

本品性平,味甘,入心、肝、脾、肾经。

功效:宁心安神,解郁去烦,消肿止痛,生肌续筋骨。《神农本草经》谓其:"安五脏,和心志,令人欢乐无忧,久服轻身明目。"《得配本草》曰:"配白芥子,内服、外敷,治跌打折骨。"可见本品之用,不但能疗心神不宁,愤怒忧郁之失眠,亦可治折骨伤筋。

用法:煎汁内服,每日12~15 g;外用适量,研末调敷。感冒失眠及风热自汗者禁服。

沈老认为本品一药有二用,既可疗伤痛,又能宁心安神。一般骨折伤筋多因病而入睡难,或因伤痛而烦躁不安或忧郁不欢、夜寐不宁等。沈老以药"内修",多人本品,一则与他药配伍疗伤痛;二则又可解郁除烦,安神入睡。此外,沈老还宗《得配本草》之法,配白芥子等内服,治跌打损伤之瘀痛或胁肋胀痛等。

3.远　志

本品性微温,味辛、苦,入心、肺、肾经。

功效:宁心安神,祛痰开窍,解毒消肿,长肌肉,助筋骨。《神农本草经》谓其:"主治咳逆伤中,补不足,除邪气,利九窍,益智慧,耳目聪明,不忘,强智倍力。"明代高濂《遵生八笺》曰:"治胃膈痞闷,去忧郁,润肌肤,壮筋骨。"本品是一味常用的宁心安神药,多用治失眠、健忘等。

用法:煎汁内服,每日 6 ~ 10 g,或研末入丸、散;外用适量,研末调敷。孕妇及阴虚火旺、脾胃虚寒者慎服。

远志是沈老治骨伤时常用的安神之品。

临床应用:凡折骨伤筋早期、中期、晚期伴有心神不宁或忧郁不欢、夜寐不宁者,均应加本品与合欢皮、酸枣仁,具有宁心安神、壮筋骨之功效,有利折骨伤筋之早日康复。

4.茯　苓

本品性平,味甘、淡,入心、肺、脾、胃、肾、膀胱经。

功效:健脾和胃,利水渗湿,养心安神。《医学启源》谓其:"止(消)渴,利小便,除湿益燥,利腰脐间血,和中益气为主。"《名医别录》曰:"开胸腑,调脏气,伐肾邪,长阴,益气力,保神守中。"本品是临床治疗小便不利及水肿之要药,也是疗脾胃虚弱、气血不足、食少便溏、体倦乏力等之常用药。其性质平和,补而不腻,利而不猛,既能扶正,又能祛邪,因此被广泛地应用于临床各科的多种疾病。

用法:煎汁内服,每日 12 ~ 15 g,或研末入丸、散。

茯苓是沈老治骨伤时之常用药。

临床应用:取茯苓健脾益气,利水渗湿,补五劳七伤之功,治跌打损伤中期、后期患者出现纳食不振、体倦乏力、小便不利、下肢浮肿等。此外还常与黄柏、牛膝、苍术等配用煎服,治疗风湿性痹痛下肢肿痛明显,或下肢肿胀,以及关节滑囊炎等。

三、利水消肿药

常用于跌打损伤后伴有小便不利,肢体浮肿;或风湿热痹,小便涩痛,四肢肿胀、肿痛等。其常用药有车前子、泽泻等。

1.车前子

本品性微寒,味甘、淡,入肺、肝、肾、膀胱经。

功效:清热止泻,利水通淋,祛痰止咳。《神农本草经》谓其:"主治气癃,止痛,利水道小便,除湿痹,久服轻身耐老。"本品是利尿退肿、清热通淋之要药,常用于治疗湿热淋证,小便不利,水肿及痰热咳嗽等。代表方药有车前子散等。

用法:煎汁内服,每日6~15 g,或研末入丸、散;外用适量,研末外敷或煎汁外洗等。

临床应用:①作为配药,用于治疗跌扑伤坠后,胸腹胀痛,胸闷咳嗽,小便不利或涩痛等。临诊中,凡遇此类伤者,在辨证施治的基础上,沈老常加本品与白芥子等,既可止咳化痰,利胸膈烦热,又可通过利尿散气闭、止痛而减轻胸腹之压力,从而达到助诸药之力、缓解病痛、促进康复的目的。②作为利尿剂,用于治疗腰部或肢体伤折后下肢肿胀、小便不利之症,常与茯苓、泽泻等配伍。③在疗急性腰扭伤时,沈老亦时用车前子与他药配伍内服,疗效明显。

2.泽　泻

本品药性寒,味甘、淡,入脾、胃、肾、膀胱经。

功效:利水渗湿,清热解毒,益肾强腰。《神农本草经》谓其:"主治风寒湿痹,乳难,消水,养五脏,益气力,肥健,久服耳目聪明。"泽泻不仅擅于利水渗湿,还能益肾疗损。配车前子、猪苓等专于利水消肿,泄热通淋;配牡丹皮、茯苓、山药等又专补肾强腰等。

用法:煎汁内服,每日9~15 g,或研末入丸、散。

泽泻是沈老治骨伤时常用的利尿消肿、益肾强腰之品。

临床应用:①补肾强腰,壮骨续筋。临诊中凡腰部损伤渐愈及折骨恢复期患者,沈老习用六味地黄丸加减,用以益肾强腰,壮骨续筋,以巩固疗效,而泽泻每多用之。腰为肾之府,腰部受伤损及肾脏,而肾主骨,折骨亦伤肾,补肾既可强腰,又可壮骨荣筋。折骨腰伤尤其是后期或恢复期,其治切不能忽视补肾。②作为利水渗湿剂,疗风湿性关节痹痛和跌打损伤后肢体浮肿等。临床上沈老常用本品与车前子、茯苓等配伍,其用量常在 15 ~ 20 g。

四、外用止痛散瘀药

用药研末服,或贴敷疗跌打损伤之局部瘀肿疼痛等亦是沈老治骨伤的一大特色。常用的外敷止痛散瘀药有麝香、冰片等。

1.麝 香

本品性温,味辛,入心、肝、脾经。

功效:醒神开窍,活血散结,消肿止痛。《本草纲目》谓其:"通诸窍,开经络,透肌骨,解酒毒,消瓜果食积。"《名医别录》谓其疗:"心腹暴痛胀急,痞满,风毒,妇人产难。"本品是临床上治心绞痛、癫痫、癌痛及跌打伤痛之良药。现因药源少、价格贵,临床较少用。代表方药有麝香丸等。

用法:研末内服,每日 0.03 ~ 1 g,一般不宜入煎剂;外用适量,研末掺敷,或入药膏中贴敷。孕妇及有虚脱证者禁用。

麝香是沈老疗骨伤疼痛之常用药。

临床应用:①研末内服疗跌打损伤。凡跌坠或闪挫扑打伤痛较甚者,沈老常用本品与血竭等共研细末,以绍兴黄酒调服治之。②研末吹鼻疗跌打气闭。临诊中凡遇跌打损伤气闭者,沈老常以本品与牙皂、细辛、冰片等份,共研极细末,吹鼻疗之,有良效。③研末灸治腰部伤痛。临床上沈老亦常用本品灸治,疗腰部闪挫、扭伤等,效果良好。④研末入膏药,贴敷疗骨质增生或腰椎间盘突出症。临诊中,上述诸证用他法效不显者,沈老以本品与其他活血止痛药配伍,研末入膏药,贴敷患处,有一定疗效。

2.冰 片

本品性凉,味辛、苦,入心、肺、肝、肾经。

功效:开窍醒神,散热止痛,明目定惊,解毒。本品主治火热所致的咽喉肿痛、口舌生疮、中风痰闭、惊痫及跌打伤痛等。代表方药有龙脑膏、冰硼散等。

用法:研末入丸、散,内服,每日 0.15 ~ 0.3 g,不入煎剂;外用适量,研末外敷或吹、点、搽,或入膏药。孕妇及气血虚者忌用。

　　临床应用:①研末吹鼻,疗跌打损伤气闭。临诊中,遇此类患者,沈老常用本品与麝香、牙皂等配伍,研末吹鼻取效。②研末入膏药贴敷,疗骨质增生、腰椎间盘突出症及肋软骨炎等。对此等疾患,沈老常以本品配麝香等,研末入膏药贴敷患处,亦有较好疗效。③研末醋调,疗软组织挫伤及跌打损伤后皮下或局部血肿。临床上凡软组织挫伤用手法的疗效不明显,或跌打损伤后局部血肿者,沈老常用本品配大黄、赤芍等,研末以醋调敷,多能获得较好效果。

第三节　引经用药

　　沈老治骨伤注重用引经药。他认为,骨伤之疾,就内外而言,有伤皮肉者,有伤筋者,有伤骨者,有伤脏腑、气血者;就部位而言,有伤头部、伤上肢、伤臂部、伤胸腹部、伤腰部、伤下肢等之分,各不相同。而用药治,中药之性与味有寒、热、温、凉,升、降、沉、浮与酸、辛、咸、甘、苦之分,又归经不同,走向不一。故临诊施治,遣方用药,须根据伤痛病位之不同而各选用引经之药,宣导诸药直达病所,药专力宏,疗效更胜。如上肢损伤,习用桑枝、桂枝等配伍作为引经药;小腹部伤,习用小茴香、金铃子配伍作为引经药;等等,颇有特色。

一、常用引经药

　　(1)头部伤:川芎、天麻、葛根。

　　(2)上肢伤:桑枝、桂枝、千年健、川续断。

　　(3)下肢伤:木瓜、牛膝、独活。

　　(4)胸部伤:枳壳、桔梗、柴胡。

　　(5)背部伤:乌药、威灵仙、狗脊。

　　(6)腰部伤:杜仲、补骨脂、大茴香。

　　(7)小腹部伤:金铃子、木香。

　　(8)胁肋部伤:柴胡、青皮、龙胆草、白芥子。

　　(9)腹部伤:大腹皮、吴茱萸、枳壳。

（10）足部伤：紫荆皮、升麻、苏木。

（11）睾丸伤：荔枝核、橘核。

二、沈老骨伤经验方

1.葛根僵蚕汤

处方：葛根、枸杞子、黄芪、龙齿各 20 g，远志、白芷、天南星、桃仁、红花各 9 g，血竭 6 g，炙甘草 6 g，白僵蚕、川芎各 12 g。

制法：上药共加水煎汁。

用法：内服，每日 1 剂，分 2 次煎服。

功效：祛风通络，补益气血，散瘀止痛。

主治：头部损伤，或脑震荡后综合征。

方解：头部系阳气交会之处，头部损伤后必感头晕、头痛。故本方用葛根轻扬升发，入阳明经，以利散风活络；川芎辛温升散，上行头目，活血行气，能治足少阳胆经和足阳明胃经之头痛；白芷芳香通窍可医足阳明胃经头痛；白僵蚕祛风止痛；黄芪、枸杞子补益气血；龙齿镇惊安神；远志宁心安神；天南星熄风定痉；血竭散瘀定痛；炙甘草调和诸药。

2.颈椎 I 号方

处方：葛根 30 g，川芎 20 g，白僵蚕、威灵仙各 15 g，生南星、甘草各 9 g，大蜈蚣 2 条，姜黄、桃仁、红花、地龙各 10 g。

制法：上药共加水煎汁。

用法：内服，每日 1 剂，分 2 次煎服。

功效：祛风通络，舒筋止痛。

主治：颈椎病。

方解：颈肩部感受风寒，气血凝滞，经络痹阻，久而久之则颈部活动不利，拘急疼痛。故本方用葛根解肌止痛，濡润筋脉；白僵蚕、大蜈蚣祛风通络，舒筋止痛；姜黄、川芎行气活血，通经止痛；威灵仙祛湿通络；生南星化痰散结；炙甘草调和诸药。

3.颈椎 II 号方

处方：白僵蚕、威灵仙、木蝴蝶各 15 g，枸杞子、黄芪、葛根各 30 g，炮山甲 12 g，白芷、姜黄、桃仁、红花、地龙各 10 g,生南星、炙甘草各 9 g,川芎 20 g。

制法:上药共加水煎汁。

用法:内服,每日 1 剂,分 2 次煎服。

功效:祛风通络,活血破瘀,化痰散结,舒筋止痛。

主治:颈椎病。

方解:因年老颈椎退行性病变,再由运动失度或感受风寒,引起颈部经筋、络脉及关节损伤,以致气血闭阻不能畅行。故本方用葛根解肌止痛;白僵蚕配生南星以祛风通络止痉;白芷主表,散肌肤间郁气;威灵仙主里,祛湿通络,止痹痛;木蝴蝶壮筋骨,通经络;炮山甲擅于走窜,性专行散,能通经络而达病所,配以川芎搜风通络止痛;枸杞子、黄芪补气血益肝肾;炙甘草调和诸药。

4.舒肩汤

处方:桑枝、桂枝、羌活、片姜黄各 9 g,伸筋草、天仙藤各 15 g,葛根、地龙各 30 g,白芷 10 g,炙甘草、防风各 9 g。

制法:上药共加水煎汁。

用法:内服,每日 1 剂,分 2 次煎服。

功效:祛风散寒,舒筋活络。

主治:肩周炎。

方解:风寒湿邪侵袭经络、关节,可致气血不通,筋肉拘挛,麻木窜痛,关节不利。本方用防风、桂枝祛风胜湿,温经通阳;羌活、片姜黄表散风寒,通痹止痛,尤擅于行肩臂而利痹止痛;伸筋草、天仙藤舒筋活络;而桑枝与桂枝虽一寒一热,但均通达上肢,能祛风散湿,通经络;葛根解肌止痉,濡养筋脉;白芷解肌止痛;地龙通利经络;炙甘草调和诸药。

5.桂芎汤（上肢伤折方）

处方:川芎、川续断、生地、党参、炒当归、延胡索、伸筋草、茜草根各 9 g,乳香、没药、红花各 5 g,骨碎补 15 g,炙甘草、桂枝各 6 g。

制法:上药共加水煎汁。

用法:内服,每日 1 剂,分 2 次煎服。

功效:通经活络,补气益血,散瘀止痛,接骨续筋。

主治:上肢折骨伤筋。

方解:筋与骨密切关联,伤筋者,必内动于骨。故本方用骨碎补、川续断以补肝肾、强筋骨;筋伤后气滞血瘀,故用川芎、红花、炒当归、乳香、没药、延胡索以活血化瘀,行气止痛;但"气为血之帅",故增添党参;因新伤积瘀化热故用生地活血凉血;配伍伸筋草以舒筋活络;桂枝通达四肢经脉,尤擅上肢。

6.上部损伤方

处方:当归炭、生地炭、玄参、煅自然铜(研)、炒白术、赤芍、白芍各9 g,川芎、茜草、枳壳各6 g,炙黄芪、参三七各12 g,乳香、没药、炙甘草各5 g,红枣7 枚。

制法:上药共加水煎汁。

用法:内服,每日1 剂,分2 次煎服。

功效:理气活血,散瘀止痛,益气健中,接骨,止血。

主治:上肢及肩部跌打损伤伴有出血者。

方解:伤于上部手以上者或出血者用方。本方用当归炭、川芎、生地炭、赤芍、白芍以活血化瘀而止血;乳香、没药、参三七共助活血化瘀之力;玄参、枳壳、炒白术理气止痛兼补脾肺之气;茜草止血祛瘀;煅自然铜散瘀止痛、接骨疗伤;因有形之血生于无形之气,故用炙黄芪补气生血。

7.当归杜仲汤(腰部伤方)

处方:当归身、茯苓、杜仲、丹参、川续断、赤芍、白芍、桑寄生、延胡索各9 g,独活、通草各5 g,炒狗脊12 g,川芎6 g,炙甘草5 g。

制法:上药共加水煎汁。

用法:内服,每日1 剂,分2 次煎服。

功效:补肾强腰,活血祛瘀,壮骨续筋。

主治:腰脊部跌打损伤。

方解:伤于中部及腰脊者用方。独活擅祛腰部之风寒湿邪;杜仲、桑寄生、川续断、炒狗脊祛风湿兼补肝肾;当归身、赤芍、白芍、川芎、丹参养血又兼活血;茯苓补气健脾;延胡索活血行气止痛;通草清热利湿;炙甘草调和诸药。

8.托疮生肌汤

处方:生黄芪60 g,制乳香、制没药各5 g,肉桂3 g,升麻、蒲公英、当归、川芎各10 g,紫花地丁、生地各15 g。

用法:内服,每日 1 剂,分 2 次煎服。

功用:补血益气,托毒去腐,生肌敛疮。

主治:开放性骨折,气血亏虚,疮口久不收敛。

方解:开放性创伤创面经久不愈,可用之。本方所治疮口不愈,是由正虚不能托毒外透,以致毒成难泄。方中用生黄芪益气托毒,辅以当归、川芎养血活血;生地清热养阴;制乳香、制没药活血化瘀止痛;肉桂散寒温阳,通畅气血;升麻升气举陷,托毒外出;蒲公英、紫花地丁各有清热解毒之功。

9.跌打散

处方:毛姜 15 g,血竭 20 g,当归、丹参、苏木、川续断、泽泻、茯苓、广木香、五加皮、桑寄生、杜仲、防风、枸杞子各 10 g,红花 6 g。

制法:上药共研成细末,拌匀备用。

用法:内服,每日 2 次,每次 9 g,黄酒送服。

功效:活血散瘀,祛风通络,壮骨续筋,止痛。

主治:跌打损伤,骨折早期、中期。

方解:活血化瘀法是治疗跌打损伤的指导原则。方中当归、丹参、苏木、血竭、红花活血祛瘀;川续断、毛姜接骨续筋;五加皮、桑寄生、杜仲、枸杞子补肝肾,强筋骨;再投理气祛风药防风、广木香以活泼气机;泽泻、茯苓渗湿补脾。

10.活血退肿汤

处方:制乳香、制没药各 5 g,当归、赤芍、泽泻、牡丹皮、泽兰、制香附、川续断各 10 g,桃仁、川芎各 6 g,茯苓、丹参各 12 g,生黄芪 50 g。

制法:上药共加水煎汁。

用法:内服,每日 1 剂,分 2 次煎服。

功效:活血,利水,退肿。

主治:骨折初期,气滞血瘀,患处肿胀疼痛。

方解:治法以活血消肿为主,理气止痛为辅。故本方用当归、泽兰、川芎、赤芍、桃仁、制乳香、制没药、丹参活血化瘀;因积化热,故用牡丹皮清热凉血,以去血分郁热而收活血化瘀之功;泽泻、茯苓利水消肿止痛;制香附理气止痛;川续断接骨续筋;生黄芪补气利水退肿。

11.壮骨续断方

处方:熟地、枸杞子、毛姜各 20 g,当归、川续断各 12 g,补骨脂 15 g,煅自然铜 30 g,威灵仙、佛手片、桑寄生、制狗脊、山萸肉各 10 g,生黄芪 50 g。

制法:上药共加水煎汁。

用法:内服,每日 1 剂,分 2 次煎服。

功效:补肾益肝,壮骨续断。

主治:折骨伤筋中期、后期。

方解:折骨伤筋中期、后期,常因气血亏损或卧床少动,筋骨痿弱无力。故本方用熟地、当归补血和血;煅自然铜活血化瘀、舒筋止痛;川续断、毛姜、补骨脂、桑寄生、制狗脊、威灵仙补肝肾,强筋骨;枸杞子、山萸肉滋阴补肾;生黄芪补气生血;佛手片和中化滞。

12.舒筋活络汤

处方:桑寄生 12 g,葛根、生地各 15 g,羌活、独活、怀牛膝、秦艽、防风、威灵仙、伸筋草、当归、豨莶草、络石藤各 10 g,炮山甲 6 g。

制法:上药共加水煎汁。

用法:内服,每日 1 剂,分 2 次煎服。

功效:舒筋活络。

主治:骨折后期,关节粘连,活动不利。

方解:骨折后期,由于气滞血凝与肢体制动,以致关节僵硬、肌腱粘连、活动不利。桑寄生、怀牛膝补肝肾,强筋骨;羌活、独活、秦艽、威灵仙、伸筋草、豨莶草、络石藤祛风除湿,舒筋活络;炮山甲活血化瘀;防风散肌肤间郁气;葛根、生地濡润筋脉;骨折后期因体虚筋疲,故予当归鼓舞气血。

13.补肾接骨汤

处方:熟地、枸杞子、党参各 20 g,桑寄生、狗脊、当归、泽泻各 10 g,女贞子15 g,补骨脂 12 g。

制法:上药共加水煎汁。

用法:内服,每日 1 剂,分 2 次煎服。

功效:补骨接骨,生肌益筋。

主治:骨折后期,肌肉萎缩无力。

方解:骨折后期,气血亏损,筋疲骨痿。故本方用熟地、当归补血养血;枸杞子、女贞子滋补肝肾;狗脊、桑寄生、补骨脂补肝肾,强筋骨;泽泻泻降肾浊,以防止滋补之品产生滞腻之弊;党参补气生血。

第四章　临床医案荟萃

　　沈老临床工作几十年间积累了大量真实可贵的临床病例,现将部分与读者分享。

第一节　骨折脱臼类

1.锁骨骨折

(1)徐某,23 岁,就诊日期:1980 年 1 月 13 日。

右胸外侧锁骨折断,高凸不平,初步捺正,衬垫敷缚固定,青紫尚未消失,夜寐不安。予去痰消肿。

当归尾12 g	丹　参9 g	川　芎3 g	炙土鳖虫6 g
川续断肉9 g	泽　兰9 g	炙乳香5 g	炙没药5 g
苏　木9 g	煅自然铜12 g	骨碎补9 g	天花粉12 g
桑　枝12 g			

(2)江某,就诊日期:1980 年 11 月 11 日。

跌打撞伤,左胸锁骨骨髓折裂,略有瘀阻,肿痛拒按,举提转侧不利,伤已 3 d,略有风邪咳呛。予化瘀生新宣肺兼顾。

防　风5 g	丹　参6 g	苏　木5 g	大川芎3 g
泽　兰6 g	川续断肉6 g	嫩前胡5 g	象贝母9 g
光杏仁9 g	炒竹茹5 g	生甘草3 g	

二诊:1980 年 11 月 13 日。

肿痛俱瘥,略有鼻衄。上方加鲜茅根。

按:沈老治疗锁骨骨折的方法比较简单,有高凸移位的按捺平整,然后以敷药、棉垫、硬纸板(弧形的胶布筒剪裁)衬垫局部加压包扎,辅以中药内服。初诊后 3 d 左右复诊 1 次,以更换敷药,并重新包扎,务令其不至松散。一般在 4～6 周告愈,儿童则得愈更速。沈老极重视小儿锁骨骨折后的护理,告诫家长抱持时切勿两手抄在腋下,如此患儿必有疼痛哭吵,当抱住躯干或髋部。

2.肱骨骨折

(1)肱骨外科颈骨折。

顾某,65 岁,就诊日期:1981 年 3 月 16 日。

昨日倾跌,右肩臂肱骨外科颈折碎,关节筋脉亦伤,瘀血凝聚,青紫、漫肿,疼痛难忍,不能动弹,腰脊亦受震伤,因之酸楚。整复后夹裹,予化瘀退肿,续骨息痛。

防　风 5 g	炙土鳖虫 6 g	制南星 5 g	苏　木 6 g
制狗脊 9 g	生　地 12 g	泽　兰 6 g	片姜黄 5 g
王不留行 9 g	桃　仁 6 g	煅自然铜 12 g	桑　枝 12 g

二诊:1981 年 3 月 18 日。

右肩臂肱骨外科颈折碎,关节筋脉亦伤,瘀凝青紫,虽经整复、夹裹,但肿痛未息,不能动弹,腰脊酸楚。再予化瘀消肿息痛。

荆　芥 5 g	防　风 5 g	炙土鳖虫 6 g	制南星 5 g
乳　香 3 g	赤　芍 6 g	苏　木 6 g	泽　兰 9 g
王不留行 3 g	忍冬藤 12 g	煅自然铜 12 g	桃　仁 6 g
落得打 12 g			

三诊:1981 年 3 月 22 日。

右肩臂肱骨外科颈折碎已渐平复,肿痛略减,腰脊胸胁疼痛板滞。再予化瘀生新,舒筋续骨。

当　归 5 g	炙土鳖虫 6 g	制南星 5 g	苏　木 6 g
川续断肉 6 g	制狗脊 12 g	泽　兰 6 g	炒延胡索 3 g
乳　香 3 g	煅自然铜 12 g	桃　仁 6 g	桑　枝 12 g

四诊:1981 年 6 月 14 日。

右肩臂肱骨外科颈折碎,经 3 次治疗后,痛减肿消,医治中断 2 个月,迄今骨筋已经接续,唯气血未和,疼痛未已,举提后弯略觉酸楚牵掣。再予活血舒筋壮骨。

川桂枝 3 g	白蒺藜 9 g	杭白芍 5 g	桑　枝 12 g

黄 芪15 g	焦白术5 g	香白芷3 g	泽 兰6 g
片姜黄5 g	川续断肉6 g	红 花2 g	煅自然铜12 g
伸筋草12 g			

五诊:1981 年 6 月 25 日。

酸楚已减,举提亦较便利,改服大红丸,逐步痊愈。

按:该例肱骨外科颈骨折的恢复是满意的,时间短而功能恢复好,究其奏效原因是与中药外敷、早期开始功能活动及结合全身情况给予中药内服等有关。沈老对这一骨折的整复用拔伸捺正并予理筋以基本纠正移位,年轻的病例则力求良好复位并固定。用三块夹板置于前侧、后侧、外侧,内侧则视断端情况垫以合适的棉垫,从留存的 X 线片看,对年轻病例的复位和固定都是满意的。本案四诊时已伤后3 个月,症见酸楚牵掣,沈老断为气血未和,一方面以活血温通之法诊治,另一方面从益气养阴入手,使气血充养而得谐和。可见沈老辨证遣方之精细,颇能启迪后学。

(2)肱骨大结节骨折。

郑某,就诊日期:1981 年 6 月 1 日。

坠梯跌伤于左肩臂肱骨粗隆部,瘀血渐结,青紫、漫肿,疼痛难忍不能动弹,按压摇动有骨擦声,近关节骨筋折碎,预后举提恐难恢复正常。先以手术捺正复位,外敷固定,内服化瘀退肿息痛续骨之剂。并嘱 X 线检查。

防 风5 g	炙土鳖虫6 g	丹 参9 g	制南星5 g
苏 木6 g	生 地12 g	京赤芍6 g	泽 兰9 g
王不留行9 g	桃 仁6 g	煅自然铜12 g	炙乳香5 g
桑 枝12 g			

二诊:1981 年 6 月 5 日。

左肩臂肱骨粗隆结节折碎移位分离,经治后已渐平复,瘀血渐化,青紫、肿痛未退,不能动弹。再予化寒退肺,舒筋续骨。

防 风5 g	炙土鳖虫6 g	制南星5 g	苏 木6 g
川续断肉9 g	生 地12 g	金银花12 g	京赤芍6 g
王不留行9 g	丹 参9 g	煅自然铜12 g	血 竭3 g
桃 仁9 g			

三诊:1981 年 6 月 10 日。

左肩臂肱骨粗隆结节折碎分离已渐平复,肿痛较减,青紫四散。再予化瘀退肿续骨。

当　归5g	炙土鳖虫6g	制南星5g	忍冬藤12g
京赤芍6g	川续断肉6g	青　皮5g	陈　皮5g
片姜黄5g	煅自然铜12g	生　地12g	血　竭3g
桃　仁6g			

四诊:1981年6月19日。

左肩臂肱骨粗隆结节折碎已渐凝合,肿痛亦减,酸楚牵强,骨骼略形高凸,关节伤剧,预后举提恐难恢复正常。

当　归5g	炙土鳖虫6g	片姜黄5g	川续断肉9g
京赤芍6g	川独活5g	桃　仁9g	丝瓜络6g
煅自然铜12g	伸筋草12g		

五诊:1981年6月24日。

左肩臂肱骨粗隆结节折碎逐渐凝合,肿痛亦减,骨骼略形高凸,不能举提。再予活血生新,舒筋续骨。

当　归5g	制南星5g	制狗脊12g	川独活5g
川续断肉9g	丹　参9g	忍冬藤12g	泽　兰9g
片姜黄5g	伸筋草12g	桃　仁6g	桑　枝15g

按:肱骨大结节骨折,大结节明显移位的宜复位,或须手术,多数是无移位的,局部却或是粉碎骨折。这类骨折的治疗较简单。也许正因为如此,目前临床上常可看到不注意适当活动,也不予辨证用药,其结果则是局部酸痛,不能活动,很长时间也难以恢复。沈老治疗这类骨折自二诊始即在复诊换药时一手按骨折处,另一手托患肘适当活动肩关节,这就为病情大体稳定后,患者开始功能活动,从局部条件及具体方法上都打下了基础。病案中2次提到"预后举提恐难恢复正常",这是以审慎的态度对待近关节骨折,也与当时的客观条件有关,因而对预后不甚满意的病例估计得充分些是必要的。

(3)肱骨髁上骨折。

某男童,8岁,就诊日期:1982年3月21日。

坠跌右臂肘肱骨下端髁上折碎移位,筋脉血管俱伤,瘀血凝聚,漫肿疼痛,不能动弹,关节伤剧。先按捺整复,再予活血化瘀。

| 荆　芥6g | 防　风6g | 焦山栀9g | 生　地12g |
| 炙土鳖虫6g | 制南星5g | 苏　木6g | 泽　兰9g |

京赤芍6g　　　王不留行9g　　　煅自然铜12g　　炙乳香3g

桃　仁9g　　　万灵丹1粒(包)

二诊:1982年3月23日。

右臂肘肱骨下端髁上折碎移位,整复后瘀血略化,肿痛四散,引及肩部及手指,不能动弹,关节伤剧,预后难复正常。再予化瘀清营。

防　风5g　　　炙土鳖虫6g　　制南星5g　　　川独活5g

生　地12g　　京赤芍6g　　　泽　兰9g　　　片姜黄5g

王不留行9g　　骨碎补9g　　　煅自然铜12g　　乳香炭3g

没药炭3g　　　牡丹皮6g　　　桃　仁9g

三诊:1982年3月25日。

右臂肘肱骨下端髁上折碎移位整复后,瘀血渐化,肿痛亦减。再予活血舒筋续骨。

防　风5g　　　炙土鳖虫9g　　制南星5g　　　忍冬藤12g

京赤芍6g　　　生　地12g　　　泽　兰9g　　　片姜黄5g

王不留行9g　　骨碎补9g　　　煅自然铜12g　　炙乳香3g

桃　仁9g

四诊:1982年3月29日。

右臂肘肱骨下端髁上折碎渐趋凝结,肿痛亦减,骨骼略形高凸,手指酸麻已瘥。再予活血舒筋续骨。

防　风5g　　　炙土鳖虫6g　　丹　参9g　　　川独活5g

川续断肉9g　　制狗脊12g　　　泽　兰9g　　　片姜黄5g

炙山甲片5g　　伸筋草12g　　　煅自然铜12g　　桃　仁6g

生甘草2g

五诊:1982年4月7日。

骨折已基本接续,疼痛已微,改服接骨散。

按:肱骨髁上骨折是儿童的常见骨折,居上肢骨折的第三位,占肘部骨折的60%。严重移位的骨折局部肿胀很明显,且有合并血管神经损伤的可能。沈老治疗这类骨折的方法,据我们的体会有以下几点:①复位,医者一手把握断端,另一手握腕部,两手注意配合,握腕部的手拔伸并渐渐尽量伸展肘关节,同时握断端的手配合纠正前后或侧向移位,继而充分屈曲肘关节,使患手对准肩头,同时使断端移位纠正得更完善。②自上臂中下段至肘下固定与肢体很匀贴的外敷药膏,再垫一层棉垫,夹板 3 块(后侧及两侧)合并软纸板一块固定后包扎,外再以维持肢体在屈肘位的硬纸板固定包扎。③结合全身情况内服中药。初诊后隔日复诊,以后视病情变化隔日或隔 2 d 复诊。至第七八日肿胀消退后间隔时间可延长,每次复诊更换敷药,及时检查断端情况,必要时适当纠正,适度屈伸肘关节,后重新固定包扎,力求固定确实。

(4)肱骨髁部骨折。

钱某,16 岁,就诊日期:1988 年 1 月 23 日。

据述运动跳箱倾跌,撑伤左手臂肘肱骨内上髁,撕裂骨折,已有 20 d,未曾愈合,肿势略退,不能直伸。先行舒筋复位整骨敷缚夹裹,弯曲固定。

当归尾 12 g	丹　参 9 g	大川芎 3 g	炙土鳖虫 6 g
京赤芍 6 g	泽　兰 6 g	炙乳香 5 g	炙没药 5 g
苏　木 9 g	川续断肉 9 g	天花粉 12 g	桑　枝 12 g
煅自然铜 12 g			

二诊:1988 年 1 月 30 日。

跳箱撑伤,左手臂肘肱骨内上髁折碎,经过手法敷缚固定以来,骨折处初步凝结,虽能屈伸活动,不便支撑用力。初期接续之后,基本已可痊愈,需疗养活动。

当　归 9 g	制狗脊 12 g	大川芎 3 g	炙土鳖虫 5 g
川续断肉 12 g	泽　兰 5 g	炙乳香 3 g	丹　参 12 g
血　竭 3 g	生甘草 3 g	嫩桂枝 12 g	

按:肱骨髁部骨折主要是少年的外髁骨折和内上髁骨折,沈老采用按捺平整以复位及按捏住局部后被动屈伸一次肘关节以梳理筋脉的手法,配软纸板局部固定,屈肘包扎,重者再以维持屈肘位的纸板双重固定,其着重点在骨折局部的方法。这样的方法能达到大体上复位的结果,移位明显的虽不能达到解剖复位,但是功能恢复仍是满意的。近年的文献报告也指出外髁骨折后,肱骨髁部后期会呈现"鱼尾状畸形",但不影响功能。内上髁骨折纤维愈合和轻度移位的畸形愈合也不影响功能。我们在临床上看到这些骨折复位后,如果较长时间固定则恢复功能的时间极长,甚至半年也难复正常,复位也并不能维持在解剖位置复位。因此,沈老采用的大体复位,梳理筋脉,适时活动,外敷内服的方法,从结果看仍具有实际价值。外髁骨折而骨块翻转移位的有关情况,从留存的资料来权衡,还难以反映出来,故未能断言。

3.尺桡骨骨折

张某,女,53 岁,就诊日期:1995 年 5 月 3 日。

昨日不慎跌扑,右手撑地受损,右腕部青紫、肿胀,压痛明显,呈银叉样畸形,X 线检查显示右桡骨远端骨折伴尺骨茎突撕脱骨折,苔薄白,舌质偏黯,脉细。证为骨络筋脉受损,瘀凝阻滞。予活血化瘀,续骨息痛。予手法整复,外敷栀龙膏,内服接骨 I 号方。

| 当 归 9 g | 川 芎 9 g | 赤 芍 9 g | 泽 兰 9 g |
| 桃 仁 9 g | 生 地 12 g | 王不留行 9 g | 苏 木 6 g |

二诊:1995 年 5 月 10 日。

右腕部肿胀疼痛已减,青紫瘀凝四散,有胃窦炎史,偶有泛酸,苔薄白,脉细。予活血化瘀,续骨息痛。予理筋手法,外敷栀龙膏配合小夹板固定。

当 归 9 g	川 芎 9 g	土鳖虫 9 g	赤 芍 9 g
泽 兰 9 g	青 皮 6 g	陈 皮 6 g	桃 仁 9 g
生 地 12 g	防 风 9 g	煅瓦楞子 30 g(先煎)	
煅自然铜 12 g	苏 木 6 g	川续断 12 g	

三诊:1995 年 5 月 17 日。

右腕部肿胀已消,疼痛减轻,瘀凝四散泛黄,胃纳如常,泛酸已止,苔薄白,脉细。瘀凝渐化,骨络未续。予化瘀生新,续骨息痛。予理筋手法,外敷栀龙膏加小夹板固定。

当 归 9 g	川 芎 9 g	白 术 9 g	白 芍 9 g
姜 黄 6 g	青 皮 6 g	陈 皮 6 g	泽 兰 9 g
桃 仁 9 g	独 活 9 g	王不留行 9 g	骨碎补 9 g
落得打 9 g	川续断 12 g	煅瓦楞子 30 g(先煎)	

四诊:1995 年 5 月 24 日。

右腕部肿胀疼痛均瘥,外形较平整,胃纳如常,夜寐欠安,苔薄白,质淡胖,脉细濡。筋骨受损,气血未复。予益气和营,续骨息痛,佐以宁神。予理筋手法,外敷栀龙膏加小夹板固定。

黄 芪 12 g	当 归 9 g	川 芎 9 g	白 术 9 g
白 芍 9 g	党 参 9 g	丹 参 9 g	姜 黄 9 g
桃 仁 9 g	独 活 9 g	骨碎补 9 g	合欢皮 9 g

川续断 12 g　　　　炙甘草 6 g

五诊：1995 年 5 月 31 日。

右腕部肿胀疼痛均瘥，手指活动良好，夜寐欠安，苔薄白，质淡，脉细。予益气安神，续骨息痛。予理筋手法，外敷栀龙膏、丁桂散加小夹板固定。

炙黄芪 12 g	当　归 9 g	川　芎 9 g	白　术 9 g
白　芍 9 g	党　参 9 g	丹　参 9 g	姜　黄 6 g
桃　仁 9 g	骨碎补 9 g	炒陈皮 6 g	合欢皮 9 g
川续断 12 g	鸡血藤 12 g		

六诊：1995 年 6 月 7 日。

右桡骨远端骨折伴尺骨茎突骨折超过 1 个月，夜寐欠安，X 线片显示：骨折远端已见骨痂生长。苔薄白，脉细。予益气安神。予理筋手法，外敷栀龙膏。

炙黄芪 12 g	当　归 9 g	川　芎 9 g	白　术 9 g
白　芍 9 g	独　活 9 g	桃　仁 9 g	党　参 9 g
丹　参 9 g	骨碎补 9 g	合欢皮 9 g	川续断 12 g
鸡血藤 12 g	炒桑枝 9 g		

按：桡骨远端骨折极为常见，是需要复位的骨折中最多见的。沈老采用的复位方法是助手固定前臂近侧，医者双手由骨折近端滑向骨折远端猛力拔伸并掌屈尺偏远端，复位后一手握住断端，另一手逐个牵拽手指以梳理筋脉。固定时先在掌侧加厚棉垫，背侧加软纸板，然后用桡骨远端骨折夹板固定包扎。

沈老治疗这一骨折还有两个特点：①不用麻醉，快速复位。这在下雪后大批出现这一骨折患者的情况下，是极有实用价值的，最近还有学者推荐这一方法。②这一骨折多发于老年人，老年人往往有心血管疾病或其他全身慢性病，沈老用中药调治兼顾骨折和全身。

4.股骨骨折

（1）股骨颈骨折。

顾某，76 岁，就诊日期：1973 年 3 月 17 日。

跌伤于右髋部，股骨颈折裂，已逾 3 个月。经治以来，骨折初步愈合，而尚未坚固，左足略形短缩，步履跛斜，腿膝筋络牵掣，气血未能通畅。况年岁高肝肾气衰，尤当调本活络兼顾。

怀牛膝 9 g	制狗脊 12 g	川续断肉 9 g	生　地 15 g

怀山药 9 g   丹　参 6 g   红　花 3 g   炒泽泻 6 g

白茯苓 9 g   牡丹皮 5 g   千年健 12 g

外用熏洗方：

生川乌 9 g   川桂枝 6 g   北细辛 5 g   香白芷 6 g

甘松香 12 g   山　药 12 g   红　花 5 g   伸筋草 12 g

落得打 12 g

上药打碎,包入纱布袋内,多加水量煎浓,熏洗腿膝。每日 1 次,每次约 20 min。

田某,66 岁,就诊日期:1973 年 1 月 12 日。

骑自行车而倾跌损伤左髋关节部,当时疼痛难忍,不能活动,腿膝屈伸不利,已有 2 d 没有大便,左股骨颈部有明显压痛,转动不能自主,稍动患处疼痛增剧,两腿膝不对称,左腿稍有外旋,且呈短缩。股骨颈骨折,宜卧床休息。予化瘀续骨,息痛润肠。外敷栀龙膏,用方巾软固定包扎。

当归尾 6 g   炙土鳖虫 6 g   丹　参 9 g   青　皮 5 g

陈　皮 5 g   川牛膝 9 g   赤　芍 9 g   川续断 12 g

煅自然铜 12 g

二诊:1973 年 1 月 26 日。

股骨颈骨折,疼痛减轻。予化瘀续骨息痛。

当　归 9 g   川续断 12 g   制狗脊 12 g   怀牛膝 9 g

广陈皮 6 g   煅自然铜 12 g   泽　兰 9 g   桃　仁 9 g

制没药 3 g   茯　苓 12 g

三诊:1973 年 1 月 31 日。

股骨颈骨折,疼痛逐渐减轻,履地不能着力。再予活血续骨息痛。

当　归 9 g   怀牛膝 9 g   川续断 12 g   制狗脊 12 g

泽　兰 9 g   白　术 9 g   白　芍 9 g   炙黄芪 9 g

川独活 6 g   云茯苓 12 g   广陈皮 5 g   骨碎补 9 g

桑　枝 12 g

四诊:1973 年 2 月 9 日。

疼痛渐减,劲力较增,已能扶杖锻炼活动。再予健筋壮骨,舒筋息痛。上方去泽兰、桑枝,加潞党参 9 g,千年健 12 g。

五诊:1973 年 2 月 13 日。

　　股骨颈骨折处已无明显压痛,腿膝能自行抬举,只有行走不耐持久。再予补益气血,健筋壮骨。十全大补丸、健筋壮骨丹各60 g,分2周服。

　　按:股骨颈骨折是老年人的常见骨折。头下外展嵌顿型和基底部的骨折,只要处理得当,预后良好。头下或经颈的内收型骨折多有移位,即使有完善的早期治疗,仍易发生骨不连接和股骨头缺血性坏死。据文献载,70岁以上患者的骨不连比例为42.5%,股骨头缺血性坏死的发生率也未因手术条件改善、操作水平提高而有所降低,仍在23.3%。值得指出的是未经手术的病例发生股骨头缺血性坏死的比例也不低,我们随访的结果也是如此。

　　(2)股骨粗隆间骨折。

　　刘某,女,81岁,就诊日期:1982年8月27日。

　　左腿股骨粗隆间骨折已经4 d,瘀阻肿痛,兼夹暑湿,纳呆口渴,大便不行,脉微弦滑。伤后气化失和,湿滞交阻。予清化湿滞,佐以行气活血之品。

粉葛根5 g	佩兰梗6 g	天花粉12 g	生枣仁12 g
白蔻仁2 g	丹　参9 g	赤　芍6 g	焦山楂9 g
神　曲9 g	淡竹茹5 g		

　　另更衣丸3 g,吞服,便下即去。

　　二诊:1982年8月29日。

　　上方加青蒿梗6 g。

　　三诊:1982年9月3日。

　　暑邪已解,湿滞亦化,腑气行而不畅,胃纳欠馨,夜寐不安,苔干黄腻,脉退不匀,略带结代。患者气阴不足,心营亦亏,胃肠运化少力,骨折伤正,防生枝节。再予健脾化湿和中,佐助心气。

川朴花3 g	广郁金5 g	仙半夏5 g	天花粉12 g
瓜蒌皮12 g	炒枳壳5 g	神　曲9 g	香枣仁9 g
炙远志5 g	淮小麦12 g	香谷芽12 g	荷叶一角

　　四诊:1982年9月6日。

　　患者左腿股骨粗隆间骨折后气化不和,神疲乏力,夜寐不宁,舌苔干黄转薄腻,脉形略有间歇。正气暗耗,神不守舍。再予扶正宁神而和气机。

山　参3 g(先煎)	麦　冬9 g	枳　壳24 g	制半夏6 g
炒陈皮5 g	神　曲9 g	当　归5 g	川续断肉9 g
炒枣仁9 g	炙远志5 g	煅自然铜9 g	香谷芽12 g

五诊:1982 年 9 月 10 日。

脉较匀,舌苔黄腻已化,质干少液,神志时清时昧,夜寐不宁。患者正气已衰,神不守舍。再予养液扶正,安神宁心。

西洋参 3 g(先煎)	北沙参 12 g	天 冬 6 g	麦 冬 6 g
青 皮 12 g	当 归 6 g	赤 芍 6 g	白 芍 6 g
丹 参 9 g	川续断肉 9 g	云茯苓 9 g	炒枣仁 9 g
炙远志 5 g			

六诊:1982 年 9 月 13 日。

左腿股骨粗隆间骨折,腿膝经常酸楚,夜寐不宁,脉微弦,口渴,舌苔粗糙。再予清润肺胃,宁神活络。

北沙参 9 g	天 冬 6 g	麦 冬 6 g	黑玄参 12 g
生 地 12 g	丹 参 9 g	泽 兰 6 g	川续断肉 9 g
炒枣仁 9 g	炙远志 5 g	夜交藤 12 g	(酒)炒桑枝 15 g

七诊:1982 年 9 月 24 日。

左腿股骨粗隆间骨折已经稳定,筋络酸痛渐减,夜寐较静,舌苔粗糙,脉形濡缓。再予清养肺胃和筋脉。

石 斛 12 g	生 地 12 g	黑玄参 9 g	大麦冬 9 g
炒广香 3 g	川牛膝 9 g	丹 参 9 g	川续断肉 9 g
红 花 3 g	神 曲 9 g	嫩桑枝 12 g	夜交藤 12 g

八诊:1982 年 9 月 27 日。

左腿股骨粗隆间骨折月余,牵引架拆除后,骨折处略现短缩,向外偏斜,压痛亦不明显。寐不甚安,饮纳尚可。舌苔糙腻渐化,脉亦正常,但患者肝肾气血俱衰,骨折不易凝固。再予扶本调治。

当 归 6 g	怀牛膝 9 g	生 地 12 g	川续断肉 9 g
骨碎补 9 g	炒广香 5 g	神 曲 9 g	朱茯苓 12 g
天 冬 9 g	桑 枝 5 g	制狗脊 12 g	

九诊:1982 年 10 月 4 日。

左腿股骨粗隆间骨折已有凝合之征,大筋气血未能流畅,酸软无力,口渴,苔薄腻,脉濡缓。患者气液两亏,气血濡养少力,神志较清,大便干燥。再予生津养胃,活络舒筋。

石 斛 12 g	生 地 12 g	天 冬 6 g	天花粉 12 g

| 当　归 6 g | 炒白芍 6 g | 川续断 9 g | 川牛膝 9 g |
| 炒枳壳 5 g | 神　曲 9 g | 桑　枝 12 g | |

十诊:1982 年 10 月 8 日。

左腿股骨粗隆间骨折已续,酸痛亦安,略能举提,腰低平卧过久,酸楚阵阵,夜寐安,脉形较畅。再宗九诊方,佐以益气之剂。

炒党参 9 g	生白术 5 g	当　归 5 g	补骨脂 9 g
生　地 12 g	桑寄生 12 g	鹿角霜 9 g	夜交藤 12 g
川续断肉 9 g	神　曲 9 g	远　志 5 g	制狗脊 12 g

按:股骨粗隆间骨折是老年人的又一常见骨折,它的平均发病年龄比股骨颈骨折更高些。通常认为骨折的愈合不成问题,但时间须在 3 个月以上,且易髋内翻,又由于长期卧床,产生各种并发症的也不少。

沈老治疗这一骨折的方法与股骨颈骨折类同,强调家属应有良好的护理,以及患者早期卧床,应在病情缓和后即配合以适当的活动。也许由于内服中药注意了全身调治,家属与患者又能很好地配合,所以预后多属良好,很少有骨折治疗期间出现严重并发症的,而且由于全身情况改善,利于愈合和早期活动。移位骨折因为注意了外展位固定(小腿两侧用沙袋或米袋固定,自然就取得了外展位),髋内翻减少到了较低的程度。也不强调一定 3 个月后才能活动,而是根据病情演变酌情确定活动和下地时间,活动时间较早,功能恢复也比较好。

(3)股骨干骨折。

杨某,女,就诊日期:1981 年 9 月 11 日。

车辆震撞倾压,右腿股骨干折断损裂,筋络瘀血凝结,肿胀疼痛不能动弹。患者年事略高,气血较衰,恢复不易迅速。予化瘀止痛,正骨舒筋宁神。

制草乌 3 g	炙土鳖虫 9 g	川　芎 3 g	制南星 5 g
当归尾 12 g	制乳香 3 g	制没药 3 g	泽　兰 6 g
苏　木 6 g	延胡索 5 g	朱茯神 12 g	煅磁石 24 g
桑　枝 12 g	桃　仁 9 g		

二诊:1981 年 9 月 13 日。

右腿股骨干折断损裂已捺正,伤未化,筋络肿胀,酸楚阵阵,夜寐不安,肌肤青紫外达,伤后气化不和,血脉不能畅。

| 制半夏 5 g | 青　皮 5 g | 陈　皮 5 g | (酒)炒菟丝子 9 g |
| 泽　兰 6 g | 茯　神 12 g | 夜交藤 12 g | 石决明 30 g |

煅磁石 24 g

按:沈老治疗股骨干骨折的方法是拔伸捺正以复位。固定为双重夹板,内用两块夹板包扎妥帖后,外用长木板固定在内侧、外侧,内侧自大腿根部至踝下,外侧自腋下至踝下。这样能很好地维持对线,避免成角和旋转。

5.胫腓骨骨折

郭某,63 岁,就诊日期:1977 年 10 月 12 日。

昨日跌伤左小腿中下段,骨骼折碎移位,瘀凝肿痛引及踝背,不能动弹履地。治以拔伸捺正,夹裹固定。予化瘀消肿,续骨息痛。

防 风 5 g	炒荆芥 6 g	焦山栀 9 g	川独活 5 g
苏 木 6 g	小生地 12 g	赤 芍 6 g	泽 兰 9 g
王不留行 9 g	骨碎补 9 g	煅自然铜 12 g	桃 仁 6 g
落得打 9 g			

二诊:1977 年 10 月 15 日。

左小腿中下段折碎,瘀凝肿痛略减,不能履地。予化瘀消肿,续骨息痛。

当归尾 6 g	炙土鳖虫 6 g	牛 膝 6 g	炒荆芥 6 g
苏 木 6 g	生 地 12 g	赤 芍 9 g	泽 兰 9 g
王不留行 9 g	桃 仁 9 g	煅自然铜 12 g	桑 枝 12 g

三诊:1977 年 10 月 18 日。

左小腿中下段折碎,瘀阻肿痛仍剧,不能动弹,胃纳不佳,骨折过剧,恐难复正常。

当归尾 9 g	牛 膝 6 g	忍冬藤 12 g	炒荆芥 6 g
焦山栀 9 g	生 地 12 g	赤 芍 9 g	泽 兰 9 g
王不留行 9 g	桃 仁 6 g	煅自然铜 12 g	炒车前子 9 g
炒建曲 12 g(包)			

四诊:1977 年 10 月 21 日。

左小腿中下段折碎,已较平整,瘀凝肿痛亦解,不能动弹。予活血舒筋续骨。

防 风 5 g	川牛膝 6 g	丹 参 9 g	制南星 5 g
苏 木 6 g	小生地 12 g	赤 芍 9 g	泽 兰 9 g
王不留行 9 g	骨碎补 9 g	煅自然铜 12 g	桃 仁 6 g
血 竭 3 g			

五诊:1977 年 10 月 24 日。

左小腿中下段折碎已渐凝固,气血呆滞,肿胀疼痛,酸楚牵掣。予活血舒筋,退肿续骨。

当　归 6 g	丹　参 9 g	制南星 5 g	川独活 5 g
川续断 9 g	制狗脊 12 g	赤　芍 9 g	木防己 9 g
青　皮 5 g	陈　皮 5 g	茯　苓 9 g	川　椒 3 g
五加皮 9 g	红　花 2 g	桑　枝 12 g	

按:胫腓骨骨折是临床最常见的骨折,沈老治疗这一骨折用手法拔伸捺正,敷药棉垫包裹后五块夹板固定,细带包扎,并覆以软纸板加强固定。

骨折治疗的早期隔两三日复诊 1 次,换敷药时如发现有残余移位可及时纠正,同时内服中药,复位结果是满意的。有些短斜面或短螺旋形骨折,虽不能达到解剖复位,但往往仅相差一个皮质,无论外观还是功能都能很好地恢复,愈合和恢复功能时间比较短,近代研究也认为尽管胫骨中下交界处血供不佳,存在着不利于愈合的条件,但只要治疗得当,发生延迟愈合或不愈合者毕竟是极少数,只有伴有软组织严重损伤者处理不当,对位极差,才会延迟愈合或不愈合。

6.踝部骨折

刘某,38 岁,就诊日期:1982 年 6 月 29 日。

左足外踝下端骨折,筋膜损伤,已经 1 周。瘀血肿胀渐退,骨折处压痛仍然显著。苔薄腻,脉濡滑。纳呆神倦,胃肠运化少能。敷缚固定,并予活血生新,健脾悦胃,内外并顾法。

忍冬藤 12 g	牛　膝 9 g	炙土鳖虫 5 g	丹　参 9 g
泽　兰 6 g	续　断 9 g	香谷芽 12 g	制苍术 5 g
白茯苓 9 g	炒陈皮 3 g	神　曲 9 g	桑　枝 12 g

二诊:1982 年 7 月 3 日。

左足外踝下端骨折与筋膜损裂,已经 2 周,瘀血未消,折断处尚觉疼痛,略有青紫,胃纳滞呆,脉微弦滑,肝旺脾弱,血凝气滞。再予健中化湿,去瘀生新。

广藿梗 6 g	制厚朴 2 g	炒黄芩 5 g	制半夏 6 g
炒广香 3 g	制苍术 5 g	丹　参 9 g	赤　芍 6 g
王不留行 9 g	赤茯苓 9 g	桑　枝 12 g	

三诊:1982 年 7 月 10 日。

左足外踝下端骨折,压痛已减,青紫、肿胀渐退,步履尚觉牵掣,二便正常,寐不甚宁,消化力弱,脉转濡弦。再予活血生新健中。

丹 参9g	赤 芍6g	红 花3g	制苍术5g
炒陈皮3g	川续断肉6g	骨碎补9g	神 曲9g
赤茯苓9g	桑 枝12g	千年健9g	

四诊:1982年7月17日。

左足外踝下端骨折已呈接续,只有周围筋膜尚感酸楚,时觉心悸脉来迟缓。气血不足,无以濡养筋骨,以调益扶正为主。

炙绵黄芪6g	炒党参6g	生白术5g	当 归5g
牛 膝9g	生 地12g	制狗脊12g	新红花3g
白茯苓9g	桑 枝12g	千年健12g	

按:踝部骨折也是一种较常见的骨折。骨折可能仅是外踝的无移位骨折,也可能是踝部骨折伴距骨脱位,有的骨折严重,而韧带(内侧、外侧副韧带及下胫腓韧带)无明显损伤,有的则骨折并不严重,却见韧带严重损伤,损伤程度有很大差异。现代研究认为治疗应以闭合复位为主,尽量达到解剖复位,同时处理韧带损伤,采用适当的固定,适时功能锻炼,尽量缩短外固定时间。

沈老采用的治疗是闭合复位,固定用纸板加夹板置于中立位,夹板下有棉垫衬垫,使夹板固定牢靠,又不限制踝部的适当活动,中药外敷并内服,换药时舒理筋络活动关节。从本案看,为临床最常见的外踝骨折,伤后20d已能步履。这是由于:①比较良好的复位,又能适时活动关节以造模塑形;②药物内服外敷有利于包括韧带在内的组织修复;③损伤组织修复快便于适时功能锻炼,缩短了固定的时间。

踝部骨折闭合复位的病例有时内踝骨折断端嵌有软组织,会引起不愈合,而用传统中医治疗不当也有此种情况,但据我们以往经验及近期随访,尚未见到类似临床症状。

7.跟骨骨折

王某,31岁,就诊日期:1985年10月12日。

坠跌损伤跟部,当时肿胀颇甚,疼痛不能履地,经外院X线检查为跟骨骨折,即以石膏固定。3个月后X线复查,骨折线尚清晰。疼痛不止,仍然不能履地着力,称有形成无菌性骨坏死可能,需手术内固定。因患者不愿手术而来就诊。先投以活血舒筋,续骨止痛之剂,如当归、制草乌、防风、防己、独活、川续断、威灵仙、五加皮、骨碎补、没药、红花等。续以益气血、壮筋骨、补肝肾之品,如党参、黄芪、当归、熟地、白术、白芍、狗脊、陈皮等。最后服健步壮骨丸以巩固。经治 3 个月基本恢复。

8.胸椎压缩性骨折

徐某,女,58 岁,就诊日期:1987 年 5 月 14 日。

滑跌致骶尾部挫伤 3 周余,曾经外院诊治。两腰肌及低部板滞疼痛,不能起坐俯仰。伴胸脘少腹胀痛,便秘,压痛,并且以第十二胸椎为甚。苔腻,微黄,脉弦。再予 X 线检查,结果(湿片)显示:第十二胸椎压缩性骨折。病属脊柱骨折后瘀血内积,腑气不通。先以通下攻破为治,外敷栀龙膏。

柴　胡6 g	枳　实9 g	川厚朴6 g	玄明粉9 g(冲)
生大黄9 g	当　归9 g	川　芎9 g	桃　仁4.5 g
煅自然铜12 g	红　花3 g	土鳖虫9 g	木　香3 g
炙甘草3 g			

二诊:1987 年 5 月 19 日。

腑气已行,胸脘胀痛渐平,腰脊及骶部仍然酸痛板滞,苔薄白,脉细弦。继予活血固腰,续骨定痛,外敷栀龙膏。嘱加强腰部功能锻炼。

当　归9 g	丹　参9 g	川　芎9 g	桃　仁6 g
土鳖虫9 g	赤　芍9 g	川续断12 g	桑寄生12 g
延胡索9 g	地　龙9 g	骨碎补9 g	枳　壳6 g
血　竭6 g	炙甘草6 g		

三诊:1987 年 5 月 26 日。

第十二胸椎压缩性骨折近 5 周,腰脊及骶部仍酸痛板滞,引及少腹部,苔薄白,脉细。再予二诊方,外敷栀龙膏。

当　归9 g	丹　参9 g	川　芎9 g	桃　仁4.5 g
白　术9 g	白　芍9 g	川续断12 g	狗　脊12 g
杜　仲12 g	青　皮6 g	陈　皮6 g	延胡索9 g
地　龙9 g	骨碎补9 g	血　竭4.5 g	炙甘草6 g

四诊:1987 年 6 月 2 日。

第十二胸椎压缩性骨折,腰脊酸痛较前减,骶尾部酸痛板滞已减轻。少腹部偶有胀痛,苔薄白,脉细。再予活血固腰,续骨息痛,外敷栀龙膏。

当　归 9 g	川续断 12 g	川　芎 9 g	桃　仁 9 g
白　术 9 g	白　芍 9 g	鸡血藤 12 g	狗　脊 12 g
杜　仲 12 g	青　皮 6 g	陈　皮 6 g	骨碎补 9 g
延胡索 9 g	血　竭 4.5 g	生　地 12 g	熟　地 12 g

五诊:1987 年 6 月 9 日。

腰脊酸痛隐隐,腹部偶有胀滞作痛,苔薄白,脉细。予益气和营,调补肝肾,外敷枙龙膏。

炙黄芪 12 g	当　归 9 g	川续断 12 g	川　芎 9 g
党　参 12 g	丹　参 12 g	桃　仁 9 g	川桂枝 6 g
延胡索 9 g	白　术 9 g	白　芍 9 g	骨碎补 9 g
狗　脊 12 g	杜　仲 12 g	炒陈皮 6 g	血　竭 4.5 g

六诊:1987 年 6 月 16 日。

腰脊酸痛隐隐,少腹部胀滞作痛减轻,苔薄白,脉细。再予益气和营,调补肝肾,外敷枙龙膏。

炙黄芪 12 g	当　归 9 g	川续断 12 g	川　芎 9 g
党　参 12 g	丹　参 12 g	桃　仁 9 g	川桂枝 6 g
延胡索 9 g	白　术 9 g	白　芍 9 g	骨碎补 9 g
狗　脊 12 g	杜　仲 12 g	炒陈皮 6 g	血　竭 4.5 g
徐长卿 12 g			

按:患者因外伤致胸椎压缩性骨折,在此类病例中便秘、腹胀是最常见的临床表现,沈老在治疗此类患者时,首先采用活血化瘀,通下导滞之法。由于该患者素有腰椎退行性病变,时觉酸痛隐隐,故沈老在方中加用地龙,以达祛风通络,解痉缓急之功。同时,沈老根据疾病发展的不同阶段,按照体质的变化及气血的相互关系,采用攻、和、补的不同法则而随症变通,均取得满意的疗效。

9.肋骨骨折

钟某,就诊日期:1989 年 2 月 28 日。

坠梯伤已 4 d,右腰后肋骨折断,膜络瘀阻,气机升降失和,呼吸转侧疼痛,兼有呛咳,腑行不畅,脉濡。予化瘀顺气,活络息痛。

| 当归尾 12 g | 炙土鳖虫 9 g | 炙乳香 5 g | 炙没药 5 g |
| 丹　参 9 g | 制香附 9 g | 生　地 12 g | 橘　络 3 g |

橘　红 3 g　　　　光杏仁 12 g　　　　白芥子 3 g　　　　桃　仁 9 g

降香片 2 g　　　　参三七粉 2 g

二诊:1989 年 3 月 2 日。

右腰后肋骨折断,经敷药、服药后,瘀阻渐化,呼吸较畅,伤处拒按,断骨作声,略受感冒,形寒头胀,脉形濡数,舌苔薄白。予上方参以宣解。X 线检查结果显示第十后肋骨骨折。

前　胡 5 g　　　　紫苏梗 5 g　　　　炙甘草 6 g　　　　象贝母 9 g

光杏仁 12 g　　　当归尾 12 g　　　泽　兰 9 g　　　　延胡索 6 g

炒竹茹 6 g　　　　桃　仁 9 g

三诊:1989 年 3 月 5 日。

右腰后肋骨折断,气较顺,瘀渐化,断骨作声已减,咳呛牵掣,夜寐不安,表邪已解。再予理气活血,活络息痛,佐以宁神之品。

当归尾 12 g　　　炙土鳖虫 9 g　　　炙乳香 5 g　　　　丹　参 9 g

旋覆花 9 g　　　　橘　叶 3 g　　　　橘　络 3 g　　　　泽　兰 6 g

延胡索 5 g　　　　茯　神 12 g　　　远　志 5 g　　　　降香片 2 g

桃　仁 6 g

四诊:1989 年 3 月 8 日。

右腰后肋骨折断,因气瘀之顺化,骨骼初步凝结,呼吸咳呛疼痛减,转侧未利,夜寐不宁。再予活血理气,续骨宁神。

当　归 9 g　　　　厚杜仲 12 g　　　川续断肉 12 g(盐水炒)

炙土鳖虫 3 g　　　炙乳香 5 g　　　　延胡索 6 g　　　　生枣仁 6 g

熟枣仁 6 g　　　　炙远志 5 g　　　　夜交藤 12 g　　　茯　神 12 g

降香片 2 g　　　　朱灯心草 3 扎

五诊:1989 年 3 月 12 日。

右腰后肋骨折断,经过 4 次治疗后,骨骼基本接续,咳嗽转侧已不作声,膜络之间气血未和,尚有掣痛,消化不良,夜寐不宁。再予和血调气,宁神悦胃。

当　归 6 g　　　　川续断肉 12 g　　炙土鳖虫 5 g　　　制香附 9 g

丹　参 9 g　　　　泽　兰 6 g　　　　姜半夏 5 g　　　　茯　神 12 g

生枣仁 6 g　　　　熟枣仁 6 g　　　　夜交藤 12 g

六诊:1989 年 3 月 16 日。

右腰后肋骨折断,虽经接续未臻完固,转侧俯伛,尚有掣痛,心悸寐不甚安。再予和血生新,理气宁神调治。

当　归9 g	炒杜仲12 g	川续断肉9 g	丹　参9 g
血　竭3 g	延胡索5 g	香枣仁9 g	五味子1.5 g
白茯苓9 g	炙甘草3 g	大红枣5 个	

七诊:1989 年 3 月 19 日。

右腰后肋骨接续渐坚,疼痛已止,膜络之间气血渐和,转侧较利,夜寐亦安,起坐微觉头晕,伤后力弱。再调气血以培其元。

当　归6 g	丹　参9 g	制香附9 g	炒党参6 g
生白术6 g	炒杜仲12 g	川续断肉9 g	淮小麦12 g
白茯苓9 g	香枣仁9 g	五味子5 g	炙甘草3 g

按:肋骨骨折多由暴力损伤所致。值得注意的是,引起肋骨骨折的暴力可能并不严重,甚至患者亦未觉察。仔细询问病史才知道是剧烈的咳嗽,胸部肌肉急剧而不协调地收缩导致骨折,乘车拥挤也是目前造成肋骨骨折的常见原因。这些损伤并不严重,造成的骨折多无移位,当日也许疼痛并不剧烈,若不注意询问病史和检查局部,极易漏诊。局部检查是诊断肋骨骨折十分重要的手段。发生在腋中线附近的肋骨骨折可能由于 X 线投照角度使骨骼重叠而掩盖骨折线,无移位的裂隙骨折在损伤早期 X 线片也显示不清楚。所以单凭 X 线确定诊断而使肋骨骨折早期漏诊的并不罕见,沈老诊断骨折讲究比摸局部,尽管老一辈的中医并不一定应用检查肋骨骨折的挤压试验,但从仔细的比摸局部,有无骨折和骨折程度的诊断还是比较明确的。

10.四肢开放性骨折

李某,就诊日期:1986 年 10 月 26 日。

左腿骨坠跌折断,骨锋当时刺破肌肉,伤已 2 个月,骨骼尚未凝结,伤口不敛,流脓不止,腿膝漫肿,纳呆神疲,脉象濡软。受伤过剧,正气大亏。需扶正益气,养筋续骨,内外兼治。

党　参9 g	白　术5 g	当　归6 g	牛　膝9 g
血　竭3 g	生　地12 g	制狗脊9 g	青　皮5 g
陈　皮5 g	茯　神12 g	桑　枝12 g	香谷芽12 g

二诊:1986 年 10 月 30 日。

诊治以来腿骨略觉坚强,肌肉肿胀较退,断裂之处骨膜未平,新肌不实,因之未能收敛,脓水仍有流出,精神胃纳较增,脉搏较强。再予和血健筋,扶正益气,以固其本。

党　参 12 g	白　术 5 g	当　归 6 g	丹　参 9 g
血　竭 3 g	青　皮 5 g	陈　皮 5 g	生　地 12 g
制狗脊 9 g	菟丝子 9 g	桑　枝 12 g	谷　芽 9 g
麦　芽 9 g			

三诊:1986 年 11 月 5 日。

腿部肿势渐消,骨筋尚未坚强,伤口虽见缩小,脓水仍有流出。骨断皮破日久,正气大耗,一时未能恢复。需再调养气血而健筋骨,以固其本。

炒党参 12 g	生白术 6 g	当　归 9 g	丹　参 9 g
制半夏 5 g	青　皮 5 g	陈　皮 5 g	川　芎 3 g
菟丝子 9 g	制狗脊 9 g	云茯苓 12 g	炒泽泻 6 g
桑　枝 12 g	缩砂仁 1.5 g		

四诊:1986 年 11 月 13 日。

腿骨接续渐见坚强,伤口脓水虽减,尚未结敛,卧床日久,气血失和,运化较弱,近日胃纳略呆,尺脉少力。剧伤之后元气受亏。再予健脾悦胃,调养筋骨而和气血。

炒党参 9 g	生白术 5 g	当　归 6 g	制半夏 5 g
桑寄生 12 g	青　皮 5 g	陈　皮 5 g	炒神曲 9 g
牡丹皮 6 g(包)	茯　苓 12 g	炒泽泻 9 g	牡　蛎 30 g
秫　米 9 g	香谷芽 12 g		

五诊:1986 年 11 月 21 日。

骨骼接续之后,骨髓尚未充实,气血尚未通畅,伤口不能全部收敛,因之腿膝仍然无力。需再培养气血而壮筋骨,以固其本。

炒熟地 12 g	怀牛膝 9 g	制狗脊 9 g	当　归 6 g
焦白术 5 g	怀山药 6 g	青　皮 5 g	陈　皮 5 g
丹　参 9 g	菟丝子 9 g	云茯苓 12 g	(酒)炒泽泻 9 g
厚杜仲 9 g	桑　枝 12 g	春砂壳 3 g	

六诊:1986 年 12 月 2 日。

受外感,治以疏解,后仍以调补脾胃养气血为治。

七诊:1986 年 12 月 15 日。

腿骨已坚,肉色已活,渐能起坐动弹,不过伤口尚未收敛,略有稠水,须待体力充足方能全部收敛。再进调养之剂。

党　参9g	生白术5g	黄　芪5g	当　归9g
炒白蔹5g	怀山药9g	制狗脊9g	牛　膝9g
炒牡丹皮6g	青　皮5g	陈　皮5g	云茯苓12g
炒泽泻9g	桑　枝12g	千年健9g	

病恙俱见轻减。

11.颞颌关节脱位

(1)李某,57岁,就诊日期:1982年3月7日。

本素羸弱,寝纳欠佳,昨晚临睡而频频呵欠,以致下颌脱落。下颌向前,张口不能合,当为按捺端托而复位,体弱气虚。诊脉细软,当扶正调治。

炙绵黄芪9g	炒党参6g	当　归5g	炙白术6g
生　地12g	川续断9g	白蒺藜9g	制首乌9g
白茯苓12g	夜交藤12g	合欢皮9g	香谷芽12g

(2)吴某,62岁,就诊日期:1982年10月11日。

习惯性下颌脱落,历年已经多次,因齿根摇动,今取外复位手法而吻合。患者年逾花甲,肝肾气衰,当以图本为治,冀其稍能巩固。

熟　地18g	山萸肉6g	怀山药9g	当　归6g
炒白芍9g	制狗脊9g	川续断9g	制首乌12g
白茯苓9g	红　花3g	川　芎3g	炙甘草3g

按:颞颌关节脱位并不罕见,有相当一部分是习惯性脱位。一般说来,复位不困难。但是,临床上也见到因复位困难,以致转口腔科局部麻醉下再行整复的。沈老指出,这个关节脱位的复位要点是拇指用力地向下后推按,如果强调其余手指同时端托下颌,可能顾此失彼,以致拇指用力不足而难奏效。脱位后关节位置异常,复位时手指(或再加上缠裹手指的纱布)纳入口腔的刺激,手法整复时的疼痛都会使面部肌肉紧张。这样的肌紧张是复位失败的原因。正因为如此,有时会几次复位都未成功,而后已显得疲惫的患者坐在一旁休息,不自觉地自行按摩颌部,片刻后医者只是轻轻地将其下颌向后一推,或是患者无意中把自己下颌向后一推,竟获复位。反复复位后的疲意再加上按摩,也没有一本正经复位时的紧张,肌痉解除后复位就很方便。所以只要拇指充分用力克服面颌部肌肉的紧张,使移位的下颌骨

关节突经下向后滑过颞骨关节结节,就能自然进入下颌窝而得复位。当然,拇指用力不是粗暴地用力,而是刚柔相济,持续、稳定而有力地用力。另外,复位手法前按摩面颌部穴位有助于解除肌紧张,也利于复位。

12. 肩关节脱位

郑某,18 岁,就诊日期:1961 年 10 月 22 日。

覆车跌伤,右肩脱臼,已手法复位,但骨节筋膜酸痛。予化瘀舒筋息痛。

防　风 5 g	炙土鳖虫 6 g	丹　参 9 g	赤　芍 6 g
泽　兰 9 g	炙乳香 3 g	苏　木 6 g	片姜黄 5 g
制狗脊 9 g	川独活 5 g	桃　仁 5 g	桑　枝 12 g

数日后即恢复正常。逐渐加强功能锻炼。

按:肩关节为人体活动范围最大的关节,其关节囊和韧带较松弛,故易致脱位。肩关节脱位在临床中极为多见。沈老介绍的方法是:使患者侧坐于长凳上,一助手于患者后面(当为健侧的后侧面)靠墙壁坐稳,然后托住患者腋下(确切地说,为两臂围抱患者胸席,两手手指交叉抱在患侧腋下以固定患者)。医者两手握住患者手腕向下顺势徐徐牵引伤肢,同时外展外旋,多可复位,复位后顺势内收内旋将患者臂悬吊于胸前。

13. 肘关节脱位

程某,就诊日期:1982 年 12 月 7 日。

高处坠跌,左肘关节脱臼,肱骨髁部损裂,瘀血凝结,青紫、漫肿,疼痛颇剧,不能动弹已经 1 个月。治以拽搦手法复位,外敷固定,内服化瘀退肿,舒筋续骨药。

防　风 5 g	炙土鳖虫 6 g	制南星 5 g	川独活 5 g
苏　木 6 g	制狗脊 9 g	泽　兰 9 g	片姜黄 5 g
王不留行 9 g	煅自然铜 12 g	炙乳香 3 g	桃　仁 9 g
嫩桑枝 12 g			

二诊:1982 年 12 月 13 日。

左肘关节脱臼复位后,肱骨髁部损裂,瘀阻青紫、肿痛较减,略能动弹。予化瘀舒筋,续骨息痛,防其关节强硬。

防　风 5 g	丹　参 9 g	独　活 5 g	制南星 5 g
生　地 12 g	炙山甲片 5 g	泽　兰 9 g	王不留行 9 g

煅自然铜12 g

三诊:1982 年 12 月 17 日。

左肘关节脱臼复位后,肿痛已减,酸楚引及肩骱,举提屈伸不利,气血碍滞。再予活血舒筋,活络息痛。

防　风5 g	炙土鳖虫5 g	制南星5 g	川独活5 g
制狗脊9 g	川续断肉9 g	泽　兰9 g	片姜黄5 g
炙乳香3 g	桃　仁5 g	煅自然铜12 g	伸筋草12 g
桑　枝12 g			

四诊:1982 年 12 月 21 日。

左肘关节脱臼复位后,医治半月,肿胀已退,疼痛亦瘥,举提握物已经正常,屈伸尚觉牵强。再予活血舒筋活络。

防　风5 g	制南星5 g	制狗脊12 g	川独活5 g
川续断肉9 g	川桂枝3 g	泽　兰6 g	片姜黄5 g
炙山甲片5 g	新红花2 g	炙乳香3 g	伸筋草12 g
桑　枝12 g			

按:肘关节脱位也是临床常见的脱位,多为后脱位,诊断与治疗并不困难。本案伤后未得及时整复,与当时当地的条件有关,毕竟是少见的。值得指出的是,后脱位伴有侧向脱位的病例,整复了后脱位,实质上是错位整复,而侧向脱位未纠正。这样的病例原来的弹性固定转变为可以屈伸,可能会误认为已全部复位。日后肿胀消退,则显现骨骼畸形。届时再行纠正则非易事。若在 3 周以内发现即予纠正侧向移位,则尚不困难。沈老整复肘关节后脱位的方法是助手固定患肢上臂,医者一手握患肢腕部,顺势(弹性固定的角度)拔伸牵引,并使前臂渐渐旋后及伸展肘关节,另一手握肘部,大拇指按捺肱骨髁部,余指端托尺骨鹰嘴,在与助手配合下适时屈肘,即可感到复位的入骱声而得成功。复位后除了内服活血化瘀消肿之品,也要外敷。沈老予外敷栀龙膏,瘀肿较甚再加散结消肿的活血消肿散,患肢用硬纸板维持固定在屈肘90°的位置 3 周。令其不宜过早活动,仅复诊换药时稍予被动屈伸,3 周后则去除固定,逐步开始活动。肘关节脱位时关节囊等软组织的损伤是极为严重的,需要较长时间肿胀才能消退,固定时间太短不利于软组织修复,太长则难以恢复屈伸功能。沈老用中医传统方法治疗这类脱位的特点是刚柔相济手法整复,适时固定,适时活动,以及有助于肿胀消失、筋骨复原的内外用药,三者因病例情况有机地结合。

14.髋关节脱位

周某,40岁,就诊日期:1980年2月3日。

数日前重量压伤,左髋关节脱位,漫肿疼痛,短缩超过6 cm,粘膝不能动弹,已为手法拔伸捺正复位,疼痛顿减。外敷绑缚,内服活血健筋药。

当归尾12 g	怀牛膝6 g	丹　参9 g	防　风5 g
川续断肉12 g	制狗脊12 g	制草乌3 g	泽　兰9 g
生　地12 g	灵磁石30 g	桃　仁9 g	血　竭3 g

二诊:1980年2月5日。

左髋关节脱位已手法复位,骨节筋膜受损,瘀凝肿痛渐减,酸楚牵掣,腿略见伸长。外敷绑缚,内服活血健筋药。

当归尾12 g	怀牛膝9 g	丹　参9 g	防　风5 g
制南星5 g	制草乌3 g	川续断肉3 g	泽　兰9 g
王不留行9 g	灵磁石30 g	制狗脊12 g	桃　仁9 g
炙乳香3 g	炒丝瓜络6 g		

三诊:1980年2月7日。

左髋关节脱位后期复位,瘀血渐化,肿痛较减,酸楚无力。再予活血健筋活络。

当归尾12 g	怀牛膝9 g	丹　参9 g	防　风5 g
制南星5 g	制草乌3 g	川续断肉3 g	制狗脊9 g
生　地12 g	磁　石30 g	血　竭3 g	桃　仁9 g
丝瓜络9 g			

按:髋关节脱位较为少见。沈老对后脱位的复位,原来采用仰卧复位法,令患者仰卧,第一助手立于患者健侧固定骨盆,第二助手握患肢踝部,配合医者顺势拔伸,医者将棉垫置于患髋内前侧和耻骨上,以一脚踩住,两手握患肢膝上用力拔伸,在这过程中掌握时机使患肢由内收内旋位置渐渐外展外旋,此时可有复位感,复位后顺势屈髋、伸髋以理筋,同时医者将踩住患者的脚让开。

15.膝关节脱位

王某,45岁,就诊日期:1984年12月2日。

过桥坠河跌伤,右膝肿胀畸形,疼痛难忍,不能动弹。骨节筋膜撕裂,膝关节脱位,胫骨后移。治以手法拔伸捺正复位,外敷绑缚,内服化瘀退肿,舒筋壮骨药。

当归尾9g	炙土鳖虫6g	牛 膝6g	防 风5g
川独活5g	制南星5g	泽 兰9g	赤 芍6g
王不留行9g	制狗脊12g	自然铜12g	川续断肉12g
桃 仁9g	血 竭5g		

按:膝关节脱位较少见,据沈老回忆数十年临床上所遇到的仅此一例。由于当时条件限制,患者疼痛颇剧,故未进行X线检查,但诊断是肯定的。事后沈老介绍复位并不困难,稍予拔伸即可捺正复位,复位后疼痛大减,膝关节即能被动屈伸,自主动作则幅度不大亦无力。初诊后该例未再复诊,于当地就近继续治疗,预后情况不详。

第二节　伤筋类

1.颈部伤筋

郑某,就诊日期:1983年10月16日。

风邪袭络,肝阳上扰,痰湿互阻。头项牵强作痛,不能俯仰,牵引肩背。头晕胸闷,脉濡弦滑,胃纳亦呆,舌苔灰腻。气营不足,肝阳索盛。予平肝熄风,利气化痰活络。

天 麻3g	白蒺藜12g	杭菊花6g	炒牛蒡子5g
炙僵蚕6g	贝 母12g	杏 仁9g	橘 络5g
橘 叶5g	茯 神12g	珍珠母24g	桑 枝12g
炒竹茹6g	钩 藤12g(后下)		

按:颈部伤筋单纯由损伤所致的较少,临证多见的是兼有风寒外袭。颈部伤筋均有风邪袭络。沈老认为除了风邪入络外还须注意两点:①主要症状是项强,损伤筋脉,气血不和,风邪入络及肝阳上亢皆可致项强。单纯由肝阳致病者,项强板滞而活动受限不甚明显,易于鉴别,有的则是风邪夹肝阳;有的是风邪引动肝阳上扰。辨证施治时当顾及平肝潜阳。②既受风邪,肺失宣肃,内生痰浊,而且风邪闭络,气血失和或又有损伤,气血凝滞亦滋生痰湿,治疗中须注意豁痰,这是独到之见。由此沈老在辨证治疗时从风寒入络、肝阳上扰、气血失和、痰湿互阻4个方面考虑,并

着重于风痰。

2. 肩部伤筋

陈某,54 岁,就诊日期:1981 年 1 月 14 日。

寒湿入络凝留,左肩部拘挛作痛,夜寐不安,举高返后不利。苔薄白,脉细濡。病起 2 个月前,寒凝气滞,血不荣筋,形成漏肩风之症。予温经祛风活络。

桂枝尖 2 g	防 风 5 g	白蒺藜 12 g	羌 活 3 g
独 活 3 g	秦 艽 3 g	姜 黄 5 g	红 花 3 g
宣木瓜 5 g	鸡血藤 12 g	牛蒡子 9 g	络石藤 12 g
桑 枝 15 g			

二诊:1981 年 1 月 21 日。

寒凝气滞,血不荣筋,左肩部拘挛作痛,投以温经活络较安,寒邪未彻,延及肩背。脉细迟缓。再予温经祛邪通络。

草 乌 5 g	桂枝尖 3 g	炒白芍 5 g	炙蜜根 30 g
白蒺藜 12 g	秦 艽 5 g	羌 活 3 g	红 花 3 g
炒牛蒡子 9 g	生 地 12 g	生甘草 3 g	桑 枝 15 g

三诊:1981 年 1 月 28 日。

寒凝气滞,左肩部拘挛作痛较安,未能举提后转。苔薄润,脉滑。再予温经祛风,活血活络。

草 乌 6 g	桂 枝 3 g	防 风 5 g	炙蜜根 30 g
白蒺藜 12 g	秦 艽 5 g	川 芎 3 g	红 花 3 g
牡丹皮 5 g	甘 草 5 g		

按:肩部伤筋并不少见。医案中的病例多为中年,往往损伤并不严重,有的只是提物或用力略有不慎,有的甚至似无伤情可觅,详加追问才忆及曾有轻微的外伤。然而,病情缠绵,酸痛不已,举提活动受限,迁延难愈,严重的疼痛入夜加重,寐痛不安。肩活动受限明显者日常生活中经常要做的动作,如梳头、摸背、从口袋中掏物等皆有障碍。虽然现代医学称该病有自愈倾向之说,但为时颇长,需 1 年甚至 2 年,而在这漫长的岁月里患者的痛苦难于言表。该病病情缠绵的原因,一是气血瘀滞,中年以后气血渐衰,筋脉失荣,平素操持家务的女性多做固定的某几个动作,缺少合理的锻炼,易使失荣的筋脉渐受伤损而气血更滞,而日常活动偏少的文职工作人员,气血周流亦然不畅,因而稍受损伤则衰少的气血更滞,是以筋脉恢复亦难;

二是东南湿土,易生痰湿,中年以后,活动偏少,纳食虽佳,脾运未必强健,或过食肥甘,水谷之精微不足化生为精气营血,却成滋生痰湿之源;三是气血既滞,表卫不固,风寒湿邪易于外袭,气血难得复原而痰湿之性黏滞,故而病情日久难愈。沈老正是由此设治,对病期尚短的以祛风散寒,化痰通络为法,用牛蒡子汤加减,俾风邪祛、痰湿除、络道通、气血周流得畅,筋脉始得滋荣而恢复。某些略受风寒,筋脉拘挛,气血阻滞,津失输布,痰湿凝聚,病起骤然的用牛蒡子汤,更为恰当,曾有以此为主,适当辅以手法、外敷取得良好效果的临床报告。病期稍长的或疼痛重者须加重温经通络之品,始能通达气血;酸胀畏寒明显的,沈老认为须增入益气温阳药物;病久而肌肉瘦削,或有明显的气血亏损征象者,沈老立增益气血为治则,这在肩部伤筋的治疗中是少见的。

3. 肘部伤筋

(1)张某,31 岁,就诊日期:1983 年 5 月 21 日。

倾倒时右肘跌撑损伤,筋出窠,突起于肘尖两侧,疼痛颇剧,难事屈伸。面色㿠白,脉细苔薄,治以手法捺正筋络后疼痛顿减,屈伸亦能自主。再予活血消肿,舒筋息痛。外敷栀龙膏,屈肘位包扎。

当归尾 9 g	防 风 6 g	川 芎 6 g	赤 芍 9 g
白蒺藜 9 g	生 地 12 g	泽 兰 9 g	桃 仁 9 g
续 断 12 g	广陈皮 6 g	生甘草 5 g	

二诊:1983 年 5 月 25 日。

右肘部筋出窠已经手法捺正,略有肿胀,屈伸活动自如而尚觉少力,疼痛已减。再予活血通络。

当归尾 9 g	泽 兰 9 g	丹 参 12 g	川 芎 6 g
片姜黄 6 g	炙没药 3 g	云茯苓 12 g	炒川续断 12 g
制狗脊 12 g	广陈皮 6 g	伸筋草 9 g	炒桑枝 12 g

按:肘部伤筋中症状较为严重而治疗效果最为满意的是"筋出窠"。患者多为青年,女性多见,平地跌扑或骑车时跌扑撑伤起病。临证的两个特点是肘部略见肿胀而明显的梭形肿胀突起在肘尖两侧,尤其是桡侧,及患肘处于半屈半伸位,又难于屈伸。手法治疗有特殊的效果,往往能使剧烈的疼痛顿然消失,并且肘后的肿胀亦基本消除,即能自行屈伸活动。沈老采用的方法是一助手站立在患者身后以固定其身躯,医者一手握住肘部,另一手捏腕上,趁势急骤地充分伸肘,然后急骤地充

分屈曲,或先屈曲后伸直。在施治手法时患者有明显的酸痛感,身后若无人固定,患者则可能会避让而手法难以实施。当然,手法前能拍摄 X 线片排除骨关节损伤更为妥当。手法后用活血止痛之剂外敷、内服,每能使患者 7~10 d 内得痊。

(2)沈某,34 岁,就诊日期:1981 年 3 月 15 日。

右臂肘外侧积劳伤筋,寒湿互阻,筋腱酸楚,举握旋转不利,已经 3 周,病在关节,一时不易恢复。予温经活血,祛风活络。

炙蜜根15 g	防　风5 g	炙僵蚕6 g	羌　活5 g
独　活5 g	秦　艽5 g	姜　黄5 g	川　芎3 g
红　花3 g	白蒺藜9 g	桑　枝12 g	伸筋草9 g

三诊:1981 年 3 月 24 日。

右臂肘外侧积劳伤筋日久,经治之后,作痛渐减,屈伸不利,下肢酸楚较瘥,略觉畏寒。脉形濡涩。予温经活血活络。

炙蜜根15 g	生白术5 g	川桂枝3 g	川独活5 g
左秦艽5 g	片姜黄5 g	川　芎3 g	川续断9 g
白蒺藜9 g	制首乌9 g	桑　枝9 g	

四诊:1981 年 3 月 29 日。

右臂肘外侧积劳伤筋,寒湿互阻,手三阳经气血失荣。经治之后,疼痛虽瘥,尚觉酸软举提少力。脉来濡涩。再予温经祛风,和营舒络。

生麻黄5 g	桂　枝3 g	生白术5 g	蜜　根18 g
川独活5 g	左秦艽3 g	川　芎3 g	宣木瓜5 g
姜　黄5 g	桑　枝12 g		

五诊:1981 年 4 月 23 日。

右臂肘外侧积劳伤筋,寒湿互阻,关节筋络酸痛已痊愈,举重尚觉少力,气血濡养未复。再予扶益气血而和筋络。

炙蜜根24 g	生白术6 g	川续断9 g	桂　枝3 g
生　地12 g	姜　黄5 g	红　花3 g	宣木瓜5 g
秦　艽3 g	桑　枝12 g	鸡血藤12 g	

按:肘部伤筋中最多见的是积劳,慢性起病,主要症状在肘外侧的伤筋。有的由一次明显而不严重的受伤后起病,沈老以其寒湿为病,从温经活络、益气通络缓以图治。

4. 前臂伤筋

林某,22 岁,就诊日期:1983 年 1 月 14 日。

练琴操作过度,致伤筋络,已经 3 个月余,右手臂酸楚阵阵,手指乏力,身体畏寒。脉来细软,气血不足,濡养少能。予益气和营而利筋络。

黄　芪 6 g	当　归 9 g	炒白芍 5 g	桂　枝 2 g
生　地 12 g	白蒺藜 9 g	红　花 2 g	川独活 3 g
姜　黄 3 g	炙甘草 3 g	鸡血藤 9 g	桑　枝 5 g

二诊:1983 年 1 月 21 日。

操作伤筋,络脉气血失和,右手臂酸痛已近 4 个月,治后较减,指仍然无力,身体畏寒,腰酸神疲,胃纳不馨,寐亦不酣。脉来右濡滑左微弦,气弱营亏,肝脾失调。标本兼治。

黄　芪 5 g	生白术 5 g	当　归 5 g	桂　枝 2 g
生　地 9 g	炒白芍 6 g	神　曲 9 g	炒枣仁 9 g
合欢皮 9 g	白茯苓 9 g	桑　枝 15 g	

三诊:1983 年 1 月 28 日。

操作伤筋,络道气营不和。经治 2 次,右手臂酸痛渐减,臂腕仍然少力,近日胃纳渐复。脉濡较畅,肢体畏寒,气营不足。标本兼治。

黄　芪 6 g	当　归 5 g	炒白术 6 g	炙白术 5 g
桂　枝 2 g	(酒)炒白芍 5 g	姜　黄 3 g	炒枣仁 9 g
白茯苓 9 g	桑　枝 15 g	炙甘草 3 g	

按:前臂伤筋很少见。本例为体弱,操作积劳过度所致,劳伤阳气,故有畏寒征象。治以益气养血为主,稍佐活血之品,用量亦轻仅为通常用量的一半,可见沈老处方选药乃至用量都有所推敲。本案也说明病在局部(前臂),施治则须从全身着手。

5. 腕及手部伤筋

(1)刘某,40 岁,就诊日期:1984 年 5 月 13 日。

血不荣筋,寒湿凝络,右腕桡侧筋腱强硬作痛,不能用力,夜寐不安,畏寒神疲,脉细濡软。气血两亏,无以濡养筋骨,病起 8 个月前,外敷内服,徐图疗效。

川桂枝 3 g	杭白芍 6 g	生　地 9 g	独　活 5 g

秦　艽 6 g	姜　黄 5 g	红　花 3 g	宣木瓜 5 g
桑　枝 12 g	鸡血藤 15 g		

二诊:1984 年 5 月 16 日。

右腕桡侧寒湿伤筋,强硬作痛,不能用力,用药以后疼痛已有减轻,微觉口渴唇燥。再予养血舒筋。

桂　枝 2 g	生　地 12 g	炒白芍 6 g	川续断 9 g
秦　艽 3 g	鸡血藤 12 g	女贞子 9 g	墨旱莲 9 g
红　花 3 g	桑　枝 12 g	木　瓜 5 g	

三诊:1984 年 5 月 19 日。

血不荣筋,寒湿凝络,右腕桡侧强硬作痛,用药后逐渐轻减,支撑用力不利。再予温润气血而濡筋骨。

生蜜根 30 g	川桂枝 2 g	生　地 9 g	香独活 5 g
左秦艽 2 g	红　花 3 g	豨莶草 12 g	鸡血藤 12 g
桑　枝 12 g	女贞子 9 g	墨旱莲 9 g	

(2)胡某,就诊日期:1982 年 3 月 17 日。

右腕关节外侧筋络酸楚牵掣,旋转举握不利,已近 2 个月,外形并无显著变化。诊脉两手细软,左微弦。夜寐不酣,目光神乏,消化不强,为气血不足,肝肾两虚,中运亦弱,遂致气血无以濡养筋络,形成关节不利。内治为本,外治为辅。

枸杞子 6 g	生　地 12 g	白蒺藜 9 g	当　归 5 g
桂　枝 2 g	白　术 5 g	续　断 9 g	党　参 6 g
炙远志 5 g	酸枣仁 9 g	怀山药 9 g	制首乌 9 g
桑　枝 15 g			

外用熏洗方:

川桂枝 20 g	细　辛 10 g	白　芷 20 g	草　乌 20 g
公丁香 10 g	红　花 20 g	羌　活 20 g	宣木瓜 20 g
伸筋草 20 g			

上药研成粗末,装入纱布袋内,加清水约 5 饭碗,煎浓,温洗 20 min,每日 2 次。

按:这两例现代医学的诊断是桡骨茎突狭窄性腱鞘炎,沈老称为寒湿伤筋,认为其病起于操作过度,气失煦和,血不濡养,寒湿之邪外感(操劳而接触冷水更易受寒湿)。既受寒湿,气血更滞。治病从本,当以气血两调,通阳和阴为法,散寒化湿之属亦需佐入。若一味用辛燥之品则耗阴烁液,可能病情反见加剧。

6. 髋部伤筋

李某,就诊日期:1970 年 3 月 14 日。

跳远锻炼,扭伤左髋部,瘀阻筋络,作胀酸痛,步履艰难,体力素弱。予化瘀活血,舒筋活络。

当归尾 12 g	怀牛膝 12 g	炙土鳖虫 9 g	炙乳香 3 g
川独活 5 g	丹 参 9 g	生 地 12 g	泽 兰 6 g
老苏梗 5 g	川续断 6 g	桑 枝 12 g	

二诊:1970 年 3 月 17 日。

左髋部扭伤,步履不便。兼有风热,左眼角红赤。再予化瘀活血,疏风清热。

冬桑叶 6 g	杭菊花 6 g	当归尾 9 g	决明子 12 g(包)
赤 芍 6 g	生 地 2 g	丹 参 9 g	泽 兰 6 g
独 活 5 g	甘 草 9 g	丝瓜络 5 g	

三诊:1970 年 3 月 20 日。

左髋部扭伤,瘀滞虽化,筋络未和,步履仍觉酸软。再予舒筋活血。

当 归 9 g	怀牛膝 12 g	土鳖虫 9 g	丹 参 9 g
赤 芍 6 g	生 地 12 g	泽 兰 6 g	川续断 9 g
桑 枝 12 g	落得打 9 g	乳 香 3 g(去油)	

按:髋部伤筋并不多见。大体上有两类, 一类由运动或活动时不慎扭挠损伤。病症多表现在内侧酸胀疼痛,步履艰难,局部多无明显肿胀。沈老以药物为治,除内服外还用栀龙膏外敷(此为常规,故原案未载),取效亦称满意,这对不适于手法治疗的病例尤为适宜。有一点需要指出的是,这类损伤若病症在髋部的前外侧偏上,并有肿胀斑的,多属骨折。髂前上棘或髂前下棘的撕脱骨折,治疗上虽无特殊之处,但须明确诊断。髋部伤筋的另一类是活动过多或极轻微,以致未予重视的损伤后气血失和,又兼风寒痰湿为病,患者为儿童或中年人。

7. 膝部伤筋

(1)沈某,就诊日期:1969 年 8 月 26 日。

蹩伤右膝髌中筋膜损裂,气血周流阻碍,膝内侧及委中酸痛乏力,屈伸不利,皮肤略有浮肿。膝为筋之府,恢复不易,先予理筋。予化瘀生新,舒筋通络。

制草乌 5 g	怀牛膝 12 g	丹 参 9 g	当 归 6 g

| 川独活 5 g | 川续断 9 g | 制苍术 5 g | 炒牡丹皮 6 g |
| 新红花 2 g | 生甘草 1 g | 落得打 12 g | 桑　枝 12 g |

经治数诊后,改用熏洗方逐步恢复。

(2)廖某,70 岁,就诊日期:1981 年 4 月 30 日。

昨日步履失慎,扭伤左膝关节,屈伸不便,行动乏力虽无显著肿胀,筋络气血已有障碍,脉细弦滑,高年伤及关节,防其濡养失和,先予理筋。予活血生新,以利筋脉。

当　归 5 g	牛　膝 9 g	川续断 9 g	泽　兰 6 g
红　花 2 g	生　地 9 g	制半夏 6 g	枳　壳 5 g
宣木瓜 3 g	伸筋草 12 g	桑　枝 12 g	

二诊:1981 年 5 月 3 日。

扭伤左膝关节,筋络气血略受阻碍。经治后,牵掣较减,步履尚感少力,脉来静和。古稀高年气血煦养少能。再予活血荣筋。

当　归 5 g	怀牛膝 9 g	川续断 9 g	制狗脊 9 g
生　地 9 g	菟丝子 9 g	红　花 12 g	宣木瓜 3 g
焦枳壳 5 g	何首乌 12 g	桑　枝 12 g	

按:正因膝部多筋,膝部伤筋也较常见,一旦损伤就会导致轻重不同的功能障碍。现代医学的研究进展亦越来越明确膝部的韧带、软骨、肌腱等是保持膝关节稳定性和发挥膝关节的正常功能的重要结构,这些结构的损伤不仅直接地影响某些功能,而且某一结构的破坏或失效会引起其他组织的继发性改变,以致产生复杂的日久难愈的临床病症(膝关节不稳定),目前临床上存在着所谓的退行性病变的膝痛极为多见,其原因之一似乎是对于膝部这些软组织(筋)的损伤认识不够,或处理不完善有关。沈老治疗的病案时间是 20 世纪七八十年代,当时的认识不可能像目前这样丰富和深刻,但是,沈老以中医学的基本理论为基点,可以说已经把握了问题的本质,并且从当时的认识水平尽可能达到完善的恢复,上述两案损伤比较严重,皆先予手法理筋。沈老采用的手法是按揉摩抹患处,并予被动屈伸,复诊时也酌情施以类似手法。这一手法能理顺损伤的筋络,使之在尽可能接近正常的位置上修复,并能疏散行瘀、消肿止痛,有助于康复。

8. 小腿部伤筋

方某,女,46 岁,就诊日期:1995 年 8 月 16 日。

被车撞伤2个月,左小腿肚筋脉挫伤,瘀积肿胀疼痛,午后尤甚,气滞血凝,肌肤灼热,苔薄,脉细数。证为筋脉受损,瘀凝阻滞,郁而化热。予益气活血,清热消肿息痛,外敷栀龙膏。

生黄芪15 g	当 归10 g	生 地12 g	制南星9 g
牛 膝12 g	赤 芍12 g	忍冬藤15 g	防 己12 g
紫荆皮12 g	炙山甲片9 g	泽 泻12 g	桃 仁12 g
蒲公英15 g	甘 草6 g		

二诊:1995年8月23日。

左小腿肚筋脉挫伤,肿胀坚硬,着地行走痛甚,苔薄,脉细弦。再予上方加减,外敷栀龙膏。

生黄芪15 g	当 归10 g	生 地12 g	制南星9 g
川牛膝12 g	赤 芍12 g	忍冬藤15 g	防 己12 g
苏 木6 g	炙山甲片9 g	制大黄9 g	车前子12 g
生甘草6 g			

三诊:1995年8月30日。

左小腿肚筋脉挫伤,肿胀日消,午后仍有反复,坚块未消,苔薄,脉弦。再予益气活血,消肿息痛,外敷栀龙膏。

生黄芪15 g	当 归10 g	生 地12 g	制南星9 g
牛 膝12 g	丹 参30 g	桃 仁12 g	夏枯草12 g
三 棱9 g	莪 术9 g	车前子12 g	

四诊:1995年9月6日。

左小腿肚筋脉挫伤,瘀血化而未净,坚块逐步消散,午后略肿,气虚血凝,苔薄,脉细。再予益气化瘀,消肿止痛,外敷栀龙膏。

生黄芪15 g	川桂枝9 g	川椒目6 g	制南星9 g
牛 膝12 g	泽 泻9 g	丹 参20 g	五加皮9 g
桃 仁12 g	接骨木12 g	车前子12 g	生甘草6 g

五诊:1995年9月13日。

左小腿肚筋脉挫伤,疼痛已减,坚块已消,肿痛未除,苔薄,脉细。再予益气化瘀,消肿,外敷栀龙膏。

| 生黄芪30 g | 牛 膝12 g | 丹 参30 g | 防 己12 g |
| 赤小豆30 g | 薏苡仁30 g | 桃 仁12 g | 天花粉12 g |

车前子 12 g　　　　生甘草 6 g(包)

按:沈老在治疗瘀凝阻滞之证时擅于黄芪的配伍运用。本案由于左小腿肚筋脉挫伤,瘀血内蕴失治,郁而化热,故见肌肤灼热肿胀,津液输布受限,而成炭。沈老取黄芪配凉血活血、软坚化瘀之品,共奏益气活血化瘀之功。从中充分体现了沈老用药的特点和"以气为主"的治疗原则。

9. 踝部伤筋

(1)魏某,66 岁,就诊日期:1982 年 4 月 10 日。

倾倒之间,蹩伤左足外踝,骨缝与筋膜损裂,筋络瘀阻肿胀作痛,不能履地。左脉略见弦数。先施理筋手法,并予外敷,内服化瘀舒筋药。

当归尾 9 g	炙土鳖虫 5 g	怀牛膝 12 g	乳　香 5 g
赤　芍 6 g	王不留行 9 g	防　风 5 g	紫苏梗 5 g
炒牡丹皮 5 g	落得打 12 g	桑　枝 5 g	桃　仁 5 g

二诊:1982 年 5 月 2 日。

左足外踝筋膜损裂已 20 d,未能续治,虽经理筋恢复,瘀血已化,但关节与筋膜尚未平复,步履尚受掣痛。防遗后患,再予活血健筋继续调养。

牛　膝 9 g	川续断肉 9 g	苏　木 6 g	炙土鳖虫 5 g
炙乳香 5 g	赤　芍 6 g	泽　兰 6 g	五加皮 9 g
川椒目 3 g	落得打 9 g	桑　枝 15 g	

三诊:1982 年 5 月 5 日。

左足外踝筋膜损裂,逐渐平复,尚未坚韧如初。伤后气血周流未畅再予活血健筋。

忍冬藤 12 g	牛　膝 9 g	川续断 9 g	生　地 9 g
赤　芍 6 g	红　花 3 g	泽　兰 6 g	五加皮 9 g
川花椒 3 g	赤小豆 12 g	桑　枝 15 g	

四诊:1982 年 5 月 21 日。

左足外踝筋膜损裂,涉及骨节。治后逐步平复,肿势已退,骨膜之间尚微作痛,气血濡养未能通畅。再予温经活血活络。

草　乌 5 g	牛　膝 9 g	制狗脊 9 g	生　地 9 g
赤　芍 6 g	红　花 3 g	泽　兰 6 g	川续断 9 g
五加皮 9 g	赤小豆 12 g	桑　枝 15 g	落得打 12 g

五诊:1982 年 5 月 29 日。

左足外踝筋膜损裂,已渐平复,经络之间气血周流未和,致步履牵掣少力。再予活血以养筋。

当 归5 g	牛 膝9 g	制狗脊9 g	生 地9 g
赤 芍6 g	苏 木5 g	红 花3 g	五加皮9 g
落得打12 g	赤小豆12 g	桑 枝12 g	千年健12 g

(2)孙某,就诊日期:1981 年 11 月 20 日。

扭伤左踝关节,履地行动酸痛,已经 1 周。肿退未尽,关节筋膜留瘀,防遗后患。予化瘀生新,舒筋活络。

忍冬藤12 g	牛 膝9 g	赤 芍6 g	生 地12 g
泽 兰6 g	苏 木5 g	王不留行9 g	续 断9 g
威灵仙9 g	桑 枝12 g		

二诊:1981 年 11 月 26 日。

扭伤左踝关节,已经半个月,瘀肿痛俱已轻微,关节筋膜尚未平复,气血循行未能通畅。防遗后患,再予温化健筋活络。

制草乌5 g	牛 膝9 g	制狗脊9 g	赤 芍6 g
苏 木6 g	红 花3 g	续 断9 g	五加皮9 g
生甘草3 g	桑 枝12 g		

三诊:1981 年 12 月 1 日。

扭伤左踝关节,气血循行受阻,经治以来,酸痛肿胀已微,筋膜尚未平复,气血周流未和。再予活血温经。

制草乌5 g	牛 膝9 g	细 辛2 g	桂 枝5 g
制狗脊12 g	续 断9 g	赤 芍6 g	生甘草6 g
红 花6 g	桑 枝15 g		

按:踝部伤筋是临床最常见的伤筋。多数的表现是踝外侧局限的青紫、瘀肿,关节活动不利,属沈老"无显著伤筋"范畴。严重的伤筋则肿胀延及内外两侧,诊治时往往以为是骨折,X 线检查后才能明确排除骨质损伤,应该强调,踝部伤筋比之踝部骨折,不仅症状改善的时间不短,而且常致局部高凸难平,酸痛缠绵,或日后甚易反复扭蹩伤筋。现代医学认为踝部损伤(不包括骨折)为程度不同的韧带撕裂,外侧较多见。有的则是胫下联合的前层韧带撕裂。严重的韧带撕裂伴有距骨脱位,部分病例在损伤暴力消失后脱位自动整复,其实复位不甚完全。按沈老的经

验来看,即使韧带的损伤是轻微的,也存在关节间骨筋位置的异常。这些断裂的韧带如果没有修复完善或关节间骨筋的关系没有得到充分的纠正,则日后关节不稳定,活动有障碍。此外,关节囊撕裂、软组织嵌插、关节内出血等一系列的病理改变也是造成日后影响关节活动、局部肿胀、疼痛等不良后果的原因,所以沈老告诫:这种伤筋,治疗不当,易成宿伤。

10. 腰部伤筋

(1)史某,就诊日期:1959 年 10 月 18 日。

溜滑坠跌,震伤腰骶筋骨,瘀阻肿痛,俯仰牵掣不便。予化瘀舒筋。

当归尾 12 g	怀牛膝 12 g	炙土鳖虫 9 g	制乳香 9 g
制没药 9 g	丹 参 9 g	苏 木 6 g	泽 兰 6 g
赤 芍 6 g	川 芎 6 g	桃 仁 6 g	丝瓜络 6 g

二诊:1959 年 10 月 20 日。

腰骶筋骨震跌致伤,瘀血凝滞渐化,痛减,酸及腰背。再予化瘀活血舒筋。

当归尾 12 g	防 风 5 g	香白芷 3 g	炙土鳖虫 9 g
制乳香 5 g	丹 参 9 g	川 芎 5 g	泽 兰 6 g
苏 木 6 g	炒青皮 5 g	桃 仁 6 g	

治疗 2 次后,改服成药大红丸,每日 6 g,外贴伤膏药而愈。

(2)高某,28 岁,就诊日期:1988 年 10 月 15 日。

2 周前赛球踢伤左腰,疼痛牵掣,转侧不利,近日增剧,压痛明显,略有肿胀,腹胀头晕,夜寐不宁,脉弦,苔薄腻。曾经外院检查,骨骼、尿常规检查均无异常。腰络受损,瘀凝气滞。予化瘀理气消肿,活络止痛。

当 归 9 g	炙土鳖虫 9 g	柴 胡 5 g	制香附 9 g
赤 芍 9 g	泽 兰 9 g	延胡索 6 g	青 皮 5 g
陈 皮 5 g	血 竭 6 g	苏 梗 6 g	桃 仁 9 g

配合外用栀龙膏。

二诊:1988 年 10 月 19 日。

左腰部肿痛较瘥,腹胀已除,转侧仍感牵掣,胃纳较增,夜寐不酣。再予活血化瘀,理气活络。

| 当 归 9 g | 炙土鳖虫 6 g | 制香附 9 g | 丹 参 9 g |
| 泽 兰 9 g | 延胡索 6 g | 青 皮 5 g | 陈 皮 5 g |

制没药 3 g　　　桃　仁 9 g　　　夜交藤 15 g

三诊:1988 年 10 月 23 日。

腰络损伤,瘀阻气滞已化,肿胀消退,压痛亦微,尚感酸楚少力,夜寐得宁。再予活血理气,健腰活络。

当　归 12 g　　　川续断 12 g　　　桑寄生 12 g　　　川独活 6 g

泽　兰 9 g　　　延胡索 5 g　　　制没药 3 g　　　桃　仁 9 g

炒陈皮 6 g

(3)陈某,36 岁,就诊日期:1989 年 3 月 2 日。

坠梯伤及腰脊及右腰后肋,瘀血凝滞,疼痛时有抽掣,肿胀、青紫,局部压痛,转则牵强不利,腿膝抬举尚可,腹胀不舒,苔薄脉细。予疏化破瘀,理气通络,健腰止痛。

苏　梗 6 g　　　广木香 3 g　　　柴　胡 5 g　　　当归尾 12 g

延胡索 5 g　　　紫荆皮 12 g　　　炙土鳖虫 6 g　　　川楝子 9 g

泽　兰 9 g　　　血　竭 6 g　　　路路通 6 g　　　桃　仁 9 g

配合外敷栀龙膏。

二诊:1989 年 3 月 7 日。

瘀血渐化,腰脊及右腰作痛较减,腹胀得舒,苔脉如前。再予活血理气,健腰止痛。

制草乌 3 g　　　当归尾 12 g　　　丹　参 9 g　　　川续断 12 g

制香附 9 g　　　怀牛膝 9 g　　　桑寄生 12 g　　　血　竭 3 g

香独活 5 g　　　延胡索 9 g　　　青　皮 5 g　　　陈　皮 5 g

桃　仁 9 g

三诊:1989 年 3 月 12 日。

腰脊及右腰作痛渐见轻减,青紫四散,压痛不显,苔脉正常。再予健腰息痛活络。

当　归 9 g　　　丹　参 9 g　　　制香附 9 g　　　桑寄生 12 g

川续断 12 g　　　川楝子 9 g　　　血　竭 3 g　　　青　皮 5 g

陈　皮 5 g

按:腰部的损伤不易归类,我们把诊断明确的骨折归入骨折(其实,单纯的压缩性骨折从临床表现而言,归入内伤伤血亦未尝不可),有明确损伤病史,局部肿痛或案中提到伤筋的归伤筋,若损伤后内络气血失和或气瘀凝阻的归内伤,腰痛涉及腿痛的常见有陈旧损伤或积劳损伤的病史,目前多诊断为腰臀部劳损或腰椎间盘突出症,归属陈伤劳损。